pfeiffer
bei Klett-Cotta

Zu diesem Buch

»Berichte zum Antrag des Patienten« an die Krankenkasse zu schreiben, welche die Behandlungskosten eines Patienten übernehmen soll, gehört zu den ebenso unabdingbaren wie ungeliebten Tätigkeiten in einer psychotherapeutischen Praxis. Diese »Fronarbeit« erfordert ein hohes Maß an therapeutischer Phantasie, um Struktur und Psychodynamik eines noch kaum bekannten Patienten in der erwarteten begrifflichen Präzision und Voraussagekraft zu beschreiben. Gerade für junge Psychotherapeutinnen und -therapeuten dürfte es von großem Wert sein, einem erfahrenen Kollegen dabei »über die Schulter zu schauen«.
Doch der Autor beabsichtigt mit der Herausgabe dieses Buches noch mehr: Er will Patienten und allen, die sich für Psychotherapie interessieren, Einblick in die Wirklichkeit der Gutachten und Diagnosen geben. Sämtliche Anträge sind authentische Texte, die in dieser Form genehmigt wurden und zur Aufnahme einer psychoanalytischen oder tiefenpsychologischen Therapie geführt haben. Sie ermöglichen also einen realistischen Blick hinter die Kulissen.

Tilmann Moser, Dr. phil., geb. 1938, ist als Psychoanalytiker und Körperpsychotherapeut in freier Praxis in Freiburg tätig. Besondere Tätigkeitsfelder: Seelische Nachwirkungen von NS-Zeit und Krieg; die Verbindung von Psychoanalyse und Körpertherapie; Nachwirkungen von repressiven Gottesbildern. Zahlreiche Buchveröffentlichungen (s. auch S. 205).

Tilmann Moser

Psychotherapie auf Krankenschein

Gutachten und Diagnosen

Pfeiffer bei Klett-Cotta

Leben lernen 185

Pfeiffer bei Klett-Cotta

Printed in Germany
Umschlag: Michael Berwanger, München
Titelbild: Gabriele Münter, Sinnende II, 1928

Satz: PC-Print, München
Auf holz- und säurefreiem Werkdruckpapier gedruckt
und gebunden von Gutmann + Co., Talheim
ISBN 3-608-89003-3

Bibliographische Information Der Deutschen Bibliothek
Die Deutsche Bibliothek verzeichnet diese Publikation in der
Deutschen Nationalbibliographie; detaillierte bibliographische
Daten sind im Internet über <http://dnb.ddb.de> abrufbar.

Inhalt

Einleitung

Die Begutachtung oder: Der gute und der böse Blick

Ein Experiment und ein Abenteuer war es, zeitlich ferner gerückte wie auch zeitlich näher stehende Patienten mit der Frage zu beunruhigen, ob sie meine Antragsgutachten für Psychotherapie oder Psychoanalyse lesen wollten. Aus eigenem Antrieb hatte in meiner ganzen Laufbahn kaum jemand danach gefragt. Manche sagten jetzt sogar zur späteren Begründung, sie hätten gedacht, ein solcher Wunsch sei mir unangenehm, sie seien zu neugierig oder der Einblick sei überhaupt therapeutisch tabu. Wieder andere sagten: »Das interessierte mich nicht, Hauptsache, die Therapie wurde genehmigt.« Und noch einmal andere: »Ich traue Ihnen, Sie werden schon nichts Falsches hineinschreiben.« Und wieder andere meinten: »Was geht das alles die Kasse oder den Gutachter an? Werde ich kenntlich sein, ist die Anonymität wirklich sicher, ich traue da den Ämtern nicht, wozu brauchten wir sonst den Datenschutzbeauftragten?« Rückblickend erscheint es mir nun, angesichts der bei manchen Patienten aufscheinenden Fragen und Ängste, dass das Thema der Diagnostizierung verdrängt wurde, vor allem in einem so frühen oder initialen Stadium der Therapie.

Es gibt viele Kollegen, die sich auch auf Nachfrage des Patienten weigern, das Gutachten lesen zu lassen. Warum? Genießen sie das Geheimnis? Fürchten sie vielleicht die Reaktionen auf die Diagnose, auf ein Bild, das der Patient als Schreckbild, als als kalt distanzierend oder gar als Zerstörer seiner therapeutischen Hoffnung erleben könnte? Es mag aber auch sein, dass das Thema nach Therapiebeginn untergeht und doch bei manchen latent beunruhigend bleibt, auch mit verhohlener oder verdrängter Neugier umrankt. Keiner meiner in diese Sammlung einbezogenen Patienten war weniger als 50 Stunden bei mir, die meisten sehr viel länger, und der größere Teil hat die Therapie oder Analyse vor Jahren schon abgeschlossen.

Das Gutachten stellt eine frühe Triangulierung, eine mindestens Dreiecks-Beziehung her, weil über den Patienten (1) durch mich (2) an einen unbekannten Fachmann (3) und die Kasse (4) berichtet wird: ob er oder sie seelisch krank genug ist, also eine ordentliche und lehrbuchmäßige Neurose hat, aber auch, ob er oder sie würdig im Sinne von verlässlich und motiviert ist, eine bezahlte »fremdfinanzierte« Therapie machen zu können. Die meisten Therapien beginnen ja, von anderen, konflikthafteren Formen abgesehen, mit dem Hineingehen des Patienten, dem Hineingleiten, ja Hineinstürzen in eine Dyade vermeintlich ohne Dritten, oft sogar in eine frühe Symbiose. Und da ist die Beziehung des Therapeuten zu einem kontrollierenden (aber auch fördernden) Dritten eine Gefahr, ein Störfaktor, manchmal sogar mit einer unheimlichen Tönung des Beobachtet- und Beurteiltwerdens aus der Ferne verbunden.

Manche Kollegen haben mir sogar trotz der schriftlichen Zustimmung der Patienten und der Mitarbeit bei der Anonymisierung abgeraten von dem Experiment, weil sie einen viel strikteren, sozusagen absoluten Umgang mit dem Datenschutz, der absoluten Verschwiegenheit pflegen: »Deine Gutachten gehen niemanden etwas an, und du handelst dir nur wieder Ärger ein.« Ein Teil der leicht giftigen Reaktion hatte aber auch damit zu tun, dass das Thema »Kassenberichte schreiben« für viele ein Albtraum ist, schlimmer als Schularbeiten machen anhand von fast zu schwierigen Aufsatzthemen. Sie wollten einfach nicht konfroniert werden mit dem ärgerlichen, wochenendfressenden Thema.

Bei den meisten Patienten stieß ich auf positive, wenn auch manchmal beklommene Neugier auf die Gutachten, die gelegentlich sogar aus vier Teilen bestehen, wenn nach zwei Verlängerungsgutachten noch ein Umwandlungsantrag gestellt wird, der eine ausreichende Behandlungszeit gewährleisten soll, die zu Beginn nicht sicher abschätzbar war.

In einem einzigen Fall entwickelte sich die Vertiefung in das Gutachten zu einer über Wochen sich hinziehenden Katastrophe, weil ich der Patientin wegen eines sichtbaren Körpermerkmals und meinem sprachlichen Umgang damit im Gutachten wie ein Verräter und sadistischer Schurke, ein zynischer Spötter vorkam, der sie jahrelang hintergangen und seine ablehnende Haltung zu ihrer Person immer tückisch und in verlogener Weise verschwiegen habe.

Ich habe ein Gutachten nur nach Voranfrage beim Patienten und nach nahe gelegter Bedenkzeit übergeben. Für manche war gerade dieses Vorausfantasieren ein wichtiges Stück Arbeit oder Nachtarbeit. »O weh, was wird da über mich drinstehen!« Oder: »Da steht mein sicheres Urteil drin.« Einige zögerten, weil sie ja nicht mehr die Personen »von damals« seien und ihrer auch nicht mehr ansichtig werden wollten. Andere fürchteten, das Gutachten wühle zu viel auf, ja reiße zu viel ein an mühsam gewonnener Stabilität. Wieder andere fürchteten oder hofften, dass sie endlich hinter meine wahren Gedanken über sie kämen. Sie wollten erfahren, warum ich sie angenommen hätte und ob ich im Ganzen zufrieden sei; ob ich mich getäuscht hätte bezüglich ihrer Neurose und nur zähneknirschend durchgehalten hätte. Wieder andere, aber auch in Kombination mit dem gerade Gesagten, waren neugierig, ob sie sich wiedererkennen würden; was der innere Abstand sei, der inzwischen zustande kam, und vieles mehr. Bei Patienten mit dunklerem christlichen Hintergrund tauchte die frühe Angst vor dem Verworfensein wieder auf; das Geprüft-und-zu-leicht-befunden-Werden. Oder die Frage: Wie gründlich und tief ich sie bereits zu Anfang mitleidlos durchschaut, aber natürlich auch wohlwollend verstanden hätte.

Es gab auch spontane dankbare Anrufe: Weil ich mir so viel verstehende Mühe gemacht hätte, fühlten sie sich auch nachträglich gut gesehen und angenommen. Vereinfacht gesagt gab es Patienten, deren Band zu mir sich verfestigte, weil sie ihr Gutachten als eine positive Dokumentation ihrer Person und meiner zwar genau diagnostizierenden, aber wohlwollenden Beziehung erlebten. Andere mussten erheblich schlucken, weil sie noch einmal mit der Unumstößlichkeit von Struktur und Ausmaß ihrer neurotischen Erkrankung konfrontiert wurden. Für andere war es harte Arbeit, den Text auf Genauigkeit und Stimmigkeit hin zu untersuchen; das führte zu Sitzungen, wo wir das Gutachten Zeile für Zeile durchgingen, und es ging weniger um ihre Gefühle dabei als um eine Prüfung der schriftlichen und inhaltlichen Präzision: Ich musste dann öfter nachfragen, wie denn ihre emotionale Reaktion auf den Text gewesen sei, und die trat vielleicht erst gegen erhebliche Widerstände zutage.

Eine gewisse Erschütterung brachte das Unternehmen für mehrere von ihnen: In meist nicht bedrohlicher, aber doch fühlbarer Weise klappt sozusagen die Schutzwand um die Dyade weg, die die diagnostische, die distanzierende Form der Gutachten-Beziehung verdeckt hatte. Aber dann wieder überwog die Bereicherung, vor allem die Freude am gemeinsamen Durchgehen des Textes und an der Beachtung oder dem Staunen, die die Lektüre an neuen oder alten Übertragungen weckte.

Und es gab die ernsthafte Zusammenarbeit, was die Anonymisierung angeht. Sobald sie sich klarmachten, dass ich ihren Schutz, besser die Angst vor dem Erkanntwerden, für sehr wichtig hielt und ihnen auch ein paar Tricks für das Versteckspiel verriet, geriet auch dieses konkrete Unkenntlich-Machen zu etwas Gutem; sie verstanden auch, dass es mir zwar wichtig war, dass die seelische Struktur erkennbar blieb, während wir aber die »Meute der Voyeure«, wie es einer nannte, genießerisch in die Irre schickten.

Aber noch einmal zurück zum »Blick«, der aus den Gutachten, noch bevor sie gelesen waren, drohen konnte. War es ein erschaffender Blick, ein gütiger, gnädiger, erkennender, verurteilender, verstümmelnder oder bloßstellender Blick, durchdringend, kalt, entlarvend oder liebevoll, schmeichelnd oder entwertend?

Am meisten beeindruckt hat mich der tiefe Ernst, mit dem ein 65-jähriger Arzt, geprägt von einer stark christlichen Erziehung, der Bedeutung des fantasierten Blickes nachging. Er war in seiner langen Therapie unter anderem gerade damit beschäftigt, sich erstmals einen diagnostischen Blick auf seinen eigenen Vater zu erlauben, dessen Gestalt sein Leben kräftig überschattet hatte, unter anderem durch Prügelstrafen mit dem Haselstock und einem strengen Leistungsdenken. Vielleicht verschärfte sein kritisch verurteilender Blick auf denVater nun auch seine Angst vor einem mitleidlosen Blick von meiner Seite.

Ich sagte, er könne den Vorschlag in aller Ruhe bedenken, es seien ja inzwischen drei Gutachten da wegen der Verlängerungen, »drei meiner Gutachten über Sie und unsere Arbeit, ob Sie sie anschauen wollen«. Einen Teil des Gesprächs gebe ich hier in einer nach der Stunde aufgezeichneten Form wieder.

P(atient): »Wollen Sie mir jetzt Angst machen? Oder geht es jetzt um objektive … (er vollendet den Satz nicht, ich ergänze für mich: Wissenschaft oder Diagnostizierung)?«

T(herapeut): »Wenn der erste Einfall Angst ist, was sagt die Angst?«

P: »Ob die Förderung eingestellt wird« (also die Angst vor dem Ende der Therapie).

T: »Das spielt zum jetzigen Zeitpunkt keine Rolle. Es geht nicht um Verlängerung, sondern um eine Rückschau. Ein Zurückschauen auf den Anfang. Das können Sie ruhig überlegen und wir können über Ihre Reaktion sprechen, was Angst machen könnte.«

P: »Wenn ich das Objekt einer psychotherapeutischen oder psychiatrischen Beurteilung bin, dann ist meine Angst, es könnte ein schlimmer Zustand herauskommen bei mir, den wir noch nicht wussten.« (Er erlebt das Gutachten wie ein mögliche Offenbarungsquelle, die mich selbst überraschen müsste.)

T: »Aber wir gehen doch schon seit Jahren mit Ihren Zuständen um. Oder meinen Sie, da könnte etwas zusammengeballt zum Vorschein kommen?« (ganz tiefes Aufstöhnen)

P: »Der Blick des Psychologen könnte Erkenntnis darüber bringen, wie schlimm es mit mir steht. Das klingt natürlich theoretisch (lacht plötzlich auf): »Das ist, wie wenn ich im Auto fahre und ein Polizeiauto nähert sich, so eine automatische Angst, jetzt mache bloß nichts falsch.« (Das Gutachten ist mit Schuldgefühl verknüpft.)

T: »Die Polizei ist dabei eine bedrohliche Instanz! Nicht dein Freund und Helfer.«

P: »Die Angst ist das immerwährende Gefühl, ich mache etwas falsch: Lass dich nicht erwischen.«

T: »Und Sie meinen, ich habe Sie vielleicht erwischt in den Gutachten?«

P: »Ich weiß nicht, ob Sie es geschafft haben. Aber Sie müssen mich ja erwischen. Das ist der Vorsprung des Psychologen.«

T: »Ich muss Sie also erwischen, damit die Kasse Sie rettet. Es geht um den erwischenden Blick.«

P: »Und was wollen Sie jetzt wissen?«

T: »Ich sehe vor allem Ihre Reaktion: dass es die Angst vor einem wissenden Blick gibt. Und der Blick ist lokalisiert in mir. Dieser Blick könnte auch ein negatives Bild sehen.«

P: »Ja, genau. Dann stürzt für Sie wieder alles zusammen, Ihre ganze Aufbauarbeit … das gebe ich zu, dass Sie aufbauende Arbeit an mir leisten.«

(Die Gutachten könnten also eine nachträgliche Wucht haben, die alles wieder zerstört.)

T: »Wessen Blick ist das noch? Es ist mein Blick, aber es muss noch einen Hintergrund geben: Der Blick des strengen Vaters? Ich denke bei einem gläubigen Menschen natürlich auch an den Blick Gottes. Aber wie wir wissen, schaut der wohlwollend auf Sie.«

P: »Das ist ja unsicher, Sie sagen ja selbst, dass ich Gott sowieso nicht alle Kompetenzen einräume.«

T: »Ja, der weiß von den schlimmen Dingen in Ihnen noch gar nichts?«

P: »Ja genau.«

T: »Bin ich an diesem Punkt schon ein wenig schlauer als Gott? Ich weiß sehr viel von Ihnen über Sie.«

P: »Ja, da sind wir wieder beim Blick. Ihre Frage lautet ja, was ich weiß von dem allen in mir.«

T: »Ich finde, Sie wissen inzwischen viel über sich. Und trotzdem gibt es noch einmal das Symbol eines Blicks, der neue Abgründe erkennen könnte.«

P: »Ja, das ist ein Psychologengespenst.«

T: »Es gibt noch eine merkwürdige Variante: Es könnte Ihr eigener Blick auf sich selber sein. Man hat ja mehrere Blicke auf sich selber, ich meine jetzt den negativen (lange nachdenkliche Pause). Es scheint mir, neben Ihrem freundlichen Blicken auf sich hätten Sie auch den allerunfreundlichsten auf Ihre Person.«

P: »Verglichen mit wem?«

T: »Mit allen in Frage kommenden Personen, die ich durch Ihre Berichte kennen gelernt habe.«

P: »Und Sie wollen wissen, woher der Blick kommt?«

T: »Wir haben schon manches herausgefunden darüber, wie sich der gebildet hat. Aber es ist sicher noch mehr Arbeit nötig. Warum sind Sie manchmal so ungnädig mit sich?« (lange Pause des Patienten, mit tiefem Stöhnen)

P: »Der negative Blick, der läuft vor allem in der Tiefenschicht, von der Sie manchmal sprechen?«

T: »Man könnte ihn auch den Bilanzblick nennen: Was bist du für einer? Aber schauen wir nach der Angst: Was könnte der Blick der Gutachten sagen?«

P: »In früheren Jahren bin ich einmal auf die innere Stimme gestoßen: ›Du kannst es nicht … bei allem, was ich mache, Schule, Studium … obwohl ich gut war, war das schulische Gutsein doch etwas an der Oberfläche.‹«

T: »Die Angst bezieht sich auf die tieferen Schichten. Da gibt es einen maßlosen Anspruch, geerbt von einem Vater, dem das Erreichte nie genügte.«

P: »Ja, und da müsste einer kommen und sagen, du machst es gut, dann würde das Erreichte ja genügen. Das ist das Problem des Rückblicks auf mein Leben.«

T: Was würde ein wohlwollender Zeuge Ihres Lebens hinzufügen? ›Deine seelische Entwicklung ist in Ordnung, du musst dich nicht abnorm fühlen. Gehen wir mal in die Jugend: Es ist o. k., dass du dich nach Mädchen sehnst; dass du manchmal Hass fühlst, deine Neugier ist gut …‹«

P: »Ja, meine Neugier erlebe ich immer sehr positiv.«

T: »Was sagt der negative Blick noch in Ihrem Leben?«

P: »Manches könnte übernommen sein: Meine Eltern haben einander auch signalisiert: Das, was du machst und bist, reicht mir nicht. Das war ein ungutes Vorbild, was sie gelebt haben.«

T: »Wir haben den Satz gehört: ›Du kannst es nicht.‹ Was könnte der negative Blick des Gutachters noch sehen, der vielleicht Ihr eigener ist?«

P: »Alles, was man in seinem Arztberuf schuldig bleibt und woraus sich später die Vorwürfe der Kinder speisen. Und beruflich ist auch nicht alles geglückt.« Am Ende sagte er nein zum Abdruck.

Das fantasierte Gutachten wird also zu einer Art Buch des negativen Lebens, eine enthüllende Gegenbiographie zu alldem, was wir an Durcharbeiten, aber auch am Finden neuer Erlebnismöglichkeiten schon zustande gebracht haben. Ich weiß nicht, ob ich zu dieser tiefen Unterströmung, die natürlich immer wieder auftauchte und dann wieder verschwand, noch einmal einen so direkten und zusammenfassenden Zugang gefunden hätte, wie durch seine Reaktion auf das Angebot, die Gutachten zu lesen. Er führte zum Introjekt des verinnerlichten bösen Blicks, zum Lebenszeugnis des Ich-kann-es-nicht, dem ja eine nicht unansehnliche Lebensbilanz gegenübersteht. Vor den »maßlosen« inneren Ansprüchen genügt sie aber nicht. Roderich Hohages (1997, S. 33) Thesen über Formen des Erlebens von Psychotherapie gelten in verstärktem, weil punktuell gebündeltem Maße auch für die ins Auge gefasste Konfrontation mit dem Gutachten:

»**Psychotherapie als Entblößung.** Viele Patienten erwarten unbewusst, dass der Therapeut mit Röntgenaugen sofort die Schwächen und die beschämenden Seiten der Persönlichkeit entdeckt. Sie erleben sich mit ihren unbewältigten Problemen wie ausgezogen.

Psychotherapie als Gerichtsprozess. Patienten mit Gewissens- und Schuldproblemen sehen den Therapeuten unbewusst in der Rolle eines Staatsanwalts oder Richters, der Verfehlungen aufdeckt und brandmarkt.

Psychotherapie als Erziehungsanstalt. Patienten mit Autoritätsproblemen vermuten im Therapeuten einen Vertreter jener strafendpädagogischen Eltern, die Verzicht predigen und an die Vernunft appellieren.«

Bei den meisten meiner Patienten ging es, nachdem Angst und Bangigkeit und mögliches Erschrecken, aber auch gelegentlich eine aufgeregte Vorfreude bewältigt waren, um ein erneutes Durchgehen des therapeutischen Prozesses, der Besichtigung der Ausgangslage und der Überlegungen über das Erleben in der Therapie und ihrer Folgen: Erfolge und enttäuschte Hoffnungen, wobei ich wiederum Hohages strikte Unterscheidung zwischen Therapiehoffnungen und Lebenshoffnungen fruchtbar finde, die nur allzu leicht verwechselt werden.
Auf einige Gutachten musste ich verzichten, weil zu eklatante Merkmale nicht zu anonymisieren gewesen wären. Wenige andere sagten, sie seien zu bekannt in vielen Szenen und Subkulturen und sie würden sofort »enttarnt«. Einzelne waren vielleicht zu enttäuscht vom Ausgang der Therapie, als dass sie hätten kooperieren wollen. Andere wollten vermutlich schlicht in Ruhe gelassen werden. Für wenige bedeutete es eine regelrechte Mutprobe, meine Anfrage negativ zu

bescheiden, weil sie fürchteten, mich zu tief zu enttäuschen. Manche haben, trotz einiger Bedenken, zugestimmt in dem Wunsch, mir einen Gefallen zu tun. Andere stellten Bedingungen, dass einige ihnen allzu unangenehme Züge, die mit Scham verbunden waren, draußen bleiben müssten, und ich bin dem gerne nachgekommen, soweit eine Veränderung der Grundstruktur dem Gutachten nicht jegliche Aussagekraft genommen hätte.

So sagte mir eine in einer psychosomatischen Klinik angestellte Psychotherapeutin, die der »gereinigten« Fassung zustimmte, sie finde die Idee einer »Musterkollektion von Gutachten« sehr spannend, faszinierend, hilfreich, aber »einige Passagen sind mir nicht anonymisierbar genug und gefährden real meinen Arbeitsplatz, von den Ängsten und Verunsicherungen einmal abgesehen. Außerdem bleibt die Frage, ob dieses im Gutachten beschriebene Chaos in mir nicht berufsstandsschädigend ist.« Sie fürchtete sogar die Gefahr einer Entlassung, wenn durch einen unglücklichen Zufall ihre Identität bekannt würde. Ich stieß durch solche freimütigen Äußerungen auf das Problem, wie sehr manche Patienten fürchten, ein Bekanntwerden ihrer Störungen könne zu sozial nachteiligen Folgen führen. Es mag sein, dass es sich um verdeckte frühe Strafängste handelt, um unverdaute Situationen der Beschämung, um eine nach außen verschobene Angst, nicht akzeptabel zu sein. Damit will ich, im Zeitalter des Mobbing, überhaupt nicht leugnen, dass es »äußere« Gefahren gibt, die sich auf problematische Dinge beziehen, falls sie bekannt würden. Denn ich erinnere mich an die siebziger Jahre, wo noch viele Lehrer sich weigerten, einem Kassenantrag zuzustimmen, weil sie direkte Nachteile auf den Wegen ihrer Beförderung oder gar Entlassung fürchteten, falls bekannt würde, dass sie Psychotherapie brauchen. »Zum Psychiater gehen müssen« galt nicht nur als Schande, sondern war unmittelbar assoziiert mit einer massiv bedrohten Außenseiterposition. Es half damals auch noch wenig, wenn man die Wege der Anonymisierung zwischen Arbeitgeber und Gutachter, etwa der Beihilfe für Beamte, aufzeigte. Der Kontakt mit dem Psychotherapeuten war sozial verderblich, und wenn man nicht annehmen will, es sei alles Projektion auf eine undurchschaubare Verwaltung gewesen, dann wäre es durchaus denkbar, dass es Fälle gab, wo, wenn sich andere Auffälligkeiten bei einzelnen Lehrern häuften, etwa

zu einer Frühberentung geraten wurde. Etwas von den leicht paranoiden Vorstellungen über die Folgen des veröffentlichten Gutachtens war auch in manchen aktuellen Reaktionen noch spürbar.
Zu meinem Erstaunen bestand ein »Mann in besten Jahren« darauf, unbedingt die Tatsache zu tilgen, dass er einige Zeit als Hausmann gelebt habe, während seine Frau für den Unterhalt sorgte. Bei diesem Patienten war am deutlichsten zu spüren, welche Haltungen angesichts der Anfrage, ob ein Interesse an der Lektüre bestehe, sich bekämpften: die Neugier auf unsere Anfänge und mein Bild von ihm, die Angst vor den unerwarteten diagnostischen Entdeckungen und schließlich die Sorge, ob die Lektüre nicht das Band unserer Beziehung gefährden könne. Denn schon bei der Anfrage nach einem Lektürewunsch wurde ihm deutlich, dass damit ja auch Interessen von mir verbunden waren, und da drangen alte Geschichten vom vielerlei Missbrauch durch elterliche Wünsche ans Licht.
Je tiefer der noch vorhandene Pool von frühem Misstrauen war, desto rascher kamen Fragen auf: »Was haben Sie jetzt denn wieder vor?« oder »Ist das in Ihrem Interesse oder in meinem?« Eine ruhige Erklärung: Es könnte gut sein, sich mit den Anfängen unserer Beziehung zu konfrontieren und es auch dabei zu belassen, konnte manches lösen, und mein Interesse sei es auch, mit ihm das Gutachten zu lesen. Trotzdem blieb manchmal ein leichter Zwiespalt. Über die Motive und Affekte derer, die mich ohne Antwort ließen, kann ich ohnehin nur Vermutungen anstellen.
Je offener ich meine Ziele und Motive darstellte, desto offener wurde die Auseinandersetzung, und es erschien mir wie ein Zeichen der Reife und Erwachsenheit, dass ganz realistisch verhandelt wurde, einschließlich einer Eingrenzung des Vorhabens auf das Lesen und Durchsprechen der Gutachten.
Eine Frau in meinem Alter konnte sich, Jahre nach Beendigung einer nur mäßig erfolgreichen Analyse, zum ersten Mal eingestehen, dass das Kindsheitsmuster des Neides auf bevorzugte Geschwister auch die Therapie durchdrungen hatte, und ich musste mir eingestehen, dass ich mich damals nicht wirklich frei fühlte, die verschiedenen Aspekte des Themas ihres Neides auch auf mich unbefangen und mit Nachdruck anzugehen. Es mag damit zusammengehangen haben, dass ich mich auch in der Realität ihr gegenüber wie ein privilegierter

Bruder vorkam, der vor diesem Neid auch Angst hatte und sich schuldig fühlte, seine Privilegien nicht zu thematisieren wagte und eher mit latenter Wut auf den destruktiven Untergrund der Beziehung reagierte.

Vom Gutachten zur Therapie

Das Gutachten hat eine paradoxe Stellung bei der Vorbereitung, aber auch für den Verlauf der Therapie. Die meisten Patienten wissen heute, dass der Therapeut Material braucht für seine Diagnose und die Begründung von Dauer und Setting der Therapie.
Also liefern sie es und verabschieden sich gleichzeitig von dem künftigen Urteil. Der Gutachter entscheidet sozusagen über ihre Patientenzukunft. Er prüft die Darstellung ihres Lebens und ihrer Neurose, aber der Text bleibt in der Regel »geheim«. Die Wichtigkeit der Prozesse merkt er oder sie daran, dass er warten muss, vier bis acht Wochen. Er weiß also, dass »irgendwo« über ihn entschieden wird und dass nicht nur er, sondern auch der Therapeut von dieser fernen undurchschaubaren Entscheidung abhängt. Irgendwann kommt ein Plazet oder eine Kürzung oder Verlängerung des Gewährten. Wem gehört also das Gutachten? Eine Kopie bleibt beim Gutachter und gehört ihm, treuhänderisch. Der Therapeut besitzt natürlich auch ein Exemplar, und in vielen Fällen hat er das Gefühl, er habe einen Schulaufsatz mit ungewissem Ergebnis abgegeben. Auf jeden Fall erhält er nach einigen Wochen eine Bewertung, Zustimmung, Lob oder Tadel oder beides gleichzeitig, manchmal freundlich, gelegentlich mäkelnd, anerkennend oder besserwisserisch, und er nimmt's niedergeschlagen oder wütend auf, wenn entweder die beschriebene Neurose kassentechnisch nichts taugt oder die Art seiner Darstellung. Immerhin gegen 80% der Gutachten passieren die Prüfung ohne Einwände. Wem gehört also das Gutachten? Der Inhalt ist ja bei allen Aneignungsformen des Textes der gleiche: das therapeutische Schicksal des Patienten.
Das Gutachten über das Gutachten, also ein sehr indirektes Fragment der ausführlichen Diagnose, landet in einer oft wertenden Form beim Therapeuten, in einer ganz rudimentären bei der Krankenkasse, und

die informiert dann den Therapeuten wie den Patienten, dass die Arbeit beginnen könne.

Als ich ganz zu Anfang des Projekts einige meiner Gutachten durchsah, hatte ich ein heftiges Gefühl: Sie gehören mir, es sind meine Hervorbringungen. Aber kann etwas nur mir gehören, das die Diagnose eines anderen enthält, der durch meine professionelle Kompetenz Autonomie erwerben soll und zum Teil wohl auch erworben hat? Hat er nicht einen professionellen Anspruch darauf, wenigstens spät oder post festum zu erfahren, unter welchen Bedingungen ich ihn angenommen und zur Therapie vorgeschlagen habe und unter welchen Bedingungen seine Neurose halbstaatlich anerkannt worden ist?

Natürlich nur wenn er will, und ich würde ihn nicht drängen, aber vielleicht doch diese Begegnung mit einem Stück gemeinsamer Vergangenheit schmackhaft zu machen versuchen.

Was ich damit sagen will: Dass ich den ersten Teil, das Angebot der Lektüre und des gemeinsamen Sprechens darüber, als ausgesprochen fruchtbar, heilsam, zum Teil auch entkrampfend empfunden habe. Wichtig war für mich auch, dass ich das Angebot mehreren ehemaligen Patienten gleichzeitig machte und also die Verschiedenartigkeit der Reaktionen, aber auch der Bedürfnisse beobachten konnte. Doch wäre natürlich genauso gut denkbar, dass man einen nach dem anderen fragt, in einem ganz individuell zu wählenden Moment und zeitlichen Abstand. Dass ich es sozusagen als Gruppenexperiment machte, hängt sicher mit dem zweiten Teil meines Anliegens zusammen: Darf ich eine für eine Publikation angemessene Anzahl von Gutachten veröffentlichen, mit einer ausdrücklichen jeweiligen Zustimmung, die nicht kollusiv, also nur aufgrund einer positiven Übertragung oder aus Dankbarkeit oder aus einem Mangel an Widerstandskraft und -bereitschaft gegeben wurde? Das emotionale Erlebnis bei den meisten befragten Patienten, mit denen ich zuerst einmal das Gutachten durchging, war ein Gefühl der Anerkennung als »Person, die eingeweiht werden kann«, wenn man den sonst üblichen Geheimnischarakter noch einmal hervorheben will. Aber es ging auch um die weitgehende Rückschau auf Dinge, die eben bis jetzt ungesehen, ohne seine Kenntnis, aber doch in intensivem Bezug zum Patienten geschehen waren. Die dabei eine Rolle spielenden Affekte könnte man, was den regressiven Aspekt angeht, mit denen vergleichen, die Kinder empfinden, wenn sie in ihren späteren Jahren von den Eltern informiert werden über innerfamiliäre Vorgänge, die damals hinter ihrem Rücken abgehandelt wurden und dennoch mit ihrem seelischen und geistigen Fortkommen verbunden waren: Entscheidungen über die Schulart, die Förderung bestimmter Hobbys oder Ausbildungen, die religiöse Unterweisung, die Einleitung von Auslandsaufenthalten, die Einleitung von Nachhilfeunterricht usw. Was vorher eine Teilung in die Dyade und unbekannte Vorgänge außerhalb des engeren Settings war, wird jetzt zusammengefügt, und die bei fast allen feststellbare Aufgeregtheit spricht dafür, dass dieses Zusammenführen divergenter Stränge nicht ohne starke affektive Bedeutung ist.

Was nun meine Motivation für die Publikation angeht, so mischen sich wohl hellere und dunklere Stränge. Ganz narzisstisch schien es mir, ich wollte diese Meditationen über die Patienten nicht nur für einen meist unbekannten Gutachter geschrieben haben. Ich setzte, wie viele Kollegen, Fleiß, Wissen, Schweiß, Aufschub, Arbeitshemmungen ein. Dann aber auch die Früchte des Nachdenkens, auch die Früchte der Zuneigung für den mir noch fast unbekannten Menschen. Und ich versuchte, nicht nur in den vorgeschriebenen tiefenpsychologischen oder analytischen Jargon zu verfallen. Es war, als wollte ich die Patienten nicht ganz der Wissenschaftssprache ausliefern und mich objektivierend distanzieren. Jedes gelungene Gutachten war mehr als die Pflichtarbeit, die die immer wieder aufgeschobene Annäherung an den Tag der Niederschrift oft so quälend machte. Aber war ich einmal in Fahrt, dann schien mir auch eine schriftstellerische Aufgabe gegeben, bei der die Plausibilitäten nicht nur in der professionellen Terminologie zu messen waren. Kurz, ich konnte mich besser für die oft als Strafarbeit erscheinenden Sitzungen am Computer erwärmen, wenn ich das Gefühl zuließ, es handle sich auch um kleine Novelletten oder Erzählungen und dadurch auch um Geschenke an den Gutachter und eben auch ihnen unbekannte Geschenke an die Patienten. Etwas vom Geist dieser sowohl fachlichen wie ästhetischen Annäherung möchte ich wohl vermitteln, durchaus mit der Idee, einzelne Texte könnten auch manchen Kollegen ermutigen zur freieren Gestaltung, die aber doch selbstverständlich rückgebunden sein musste an die Kenntnis und genaue Anwendung der Neurosen- wie der Behandlungslehre.

Dann wollte ich den soliden Lehrbüchern des Gutachtenschreibens durchaus nicht Konkurrenz machen (besonders hervorzuheben sind E. Schröder/R. Glücksmann, Das Kassengutachten in der psychotherapeutischen Praxis, Glücksmann Verlag, Hamburg, [4]1997, und Roderich Hohage, Analytisch orientierte Psychotherapie in der Praxis. Diagnostik, Behandlungsplanung, Kassenanträge. 2. Aufl. Stuttgart 1997). Sie haben sicher inzwischen schon hunderten von Kollegen geholfen, erfolgreiche Gutachten zu schreiben. Ihr Verdienst ist unbestritten, und es war ihnen auch gelungen, einen breiten Fächer von Beispielen für die verschiedensten Störungen zu liefern, wobei unklar bleibt, aus welchem Fundus sie schöpfen: ob es sich um weitreichend anonymisierte reale eigene Patienten handelt, um »Kreuzungen« oder um Mutanden und Synthesen oder um überprüften Gutachten aus ihrer Gutachterpraxis oder schöne freie Erfindungen. Die Bücher sind getragen vom Geist der analytischen Korrektheit und der begrifflichen Präzision, von sprachlicher Nüchternheit und auch verbaler Distanziertheit. Die vielleicht vom Geist der medizinischen Objektivität durchwehte Korrektheit ist freilich die Basis alles weiteren Bemühens. Hierfür ein programmatisches Beispiel für die angestrebte Rationalität im psychotherapeutischen Gewerbe bei Hohage:

»Wenn wir einem Patienten eine Psychotherapie im engeren Sinn anbieten, dann handelt es sich um eine **gezielte, umschriebene und rational begründbare Maßnahme zur Veränderung des Patienten in einer therapeutischen Beziehung.** Es lohnt sich, die einzelnen Komponenten dieser Definition zu betrachten, weil sie die Möglichkeiten und die Grenzen der analytisch begründeten Verfahren deutlich werden lässt: ...« (Hohage, S. 3)

Das Wort »Planung« spielt bei Hohage eine große Rolle: »Das bedeutet, dass Patient und Therapeut schon bei Beginn der Therapie eine Vorstellung im Kopf haben müssen, wie die Situation nach Abschluss der Therapie günstigenfalls aussehen könnte.« (Da wäre ich schon durchgefallen mit meinen nicht so leicht planbaren Schützlingen und meinem noch weniger planbaren Verhalten!) Und weiter Hohage: »Auch wenn unbewusste Vorgänge häufig irrational erscheinen, muss eine analytisch begründete Psychotherapie einem rationalen Plan folgen.« (S. 4, leichtes Frösteln bei mir, TM)

Hohage reflektiert gründlich die strategische Bedeutung des Gutachtens wie des Gutachterverfahrens im Bereich der therapeutischen Versorgung einschließlich der Beachtung der »knappen Ressourcen« bei den Krankenkassen wie des Ansehens der Psychotherapie bei der gesamten Medizin:

»Nur die rationale Begründbarkeit sichert der Psychotherapie ihren Stellenwert als Maßnahme, die gleichberechtigt neben anderen Maßnahmen der Medizin steht. Die Begründung muss sich im Diskurs mit Fachkollegen oder anderen Disziplinen der Medizin bewähren.« (S. 4)

Allerdings hat auch bei ihm das Subjekt seinen begrenzten Ort, aber nur beim genauen Hinsehen auf das Individuum:

»Dieser Plan darf ganz auf die Subjektivität des Patienten ausgerichtet sein, aber er muss objektivierbar sein, d. h., er muss sich intersubjektiv begründen lassen.«

Dabei bleibt aber der Patient sozusagen passives, nichteingeweihtes Mitglied dieses Netzwerkes, obwohl über seine seelische Erkrankung und therapeutische Bedürftigkeit verhandelt wird.

Dies führt zur selbstverständlichen Verwendung einer die Kompetenz des Patienten stellenweise überschreitenden Fachsprache, deren wissenschaftliche Intersubjektivität zwangsläufig auf den Austausch von Fachleuten beschränkt wird:

»Dass die Sprache der Fallkonzeption eine Sachsprache ist, die die Beziehungs- und Verständniskomponenten enthält, aber nicht unbedingt ausdrückt, muss nicht grundsätzlich stören. Diese Sprache ist nötig, um den Austausch mit Personen sicherzustellen, die den Patienten nicht persönlich kennen. Zu messen aber ist die Analyse ausschließlich daran, wie sehr sie Verständnis vertieft und wichtige Informationen an Dritte weitervermittelt.«

Die beiden Fachbücher hatten in meinen Augen und bei meinem Vorhaben zwei Nachteile, die aber ihrerseits ihr Gewicht und ihren Rang ausmachen: Sie richten sich ausschließlich an ein aus ökonomischer Not und professionellem Zwang gelehriges Fachpublikum (was vollkommen in Ordnung ist) und sie sind, da bei seriösen Medizinverlagen erschienen, unverhältnismäßig teuer. Diese beiden

Nachteile sind übrigens nur dann gegeben, wenn keine weiteren Zwecke als die der wissenschaftlich-behandlungstechnischen Belehrung verfolgt werden. Mir schien es aber, meine Sammlung könnte über das Fachliche hinaus auch ein gebildetes und interessiertes Laienpublikum erreichen, das durchaus begierig sein mag, einige Aufklärung zu finden über dieses Massenphänomen der Gutachten, über Formen der Diagnostik und der oft schon angesprochenen Behandlungstechnik. Man denke nur an die unzähligen Patienten, die im Durchschnitt nie mit ihrem Gutachten konfrontiert werden. Ich habe den mündigen oder mündig werden wollenden Patienten im Auge, der ahnt oder schon weiß oder gerade erfährt, was eine Psychotherapie bedeutet, wie sie eingeleitet wird und nach welchen Kriterien über die Genehmigung einer Therapie entschieden wird. Es ist ja in vielen wütenden oder mutlosen Äußerungen, in Aufsätzen und Diskussionsrunden von den armen psychotherapeutischen Praktikern und Sklaven des Gutachterwesens beklagt worden, in welchem Ausmaß diese Verpflichtung zur Rechenschaft bei Beginn einer Behandlung eine demütigende Entwertung eines ganzen medizinischen oder medizinnahen Berufsstandes sei. Zu einer Änderung hat das bisher nicht geführt, und die Gutachterkongresse wie die schriftlichen Stellungnahmen scheinen ziemlich einstimmig an der Notwendigkeit und Ergiebigkeit des Gutachtenverfahrens festgehalten haben: als notwendiger Zwang zur Selbstdisziplin, zur Kontrolle, zur Stabilisierung des Niveaus der Diagnostik wie der Überlegungen zur Therapie. Und hätte ich ein Machtwörtlein mitzureden, ich wüsste nicht, ob ich für die Abschaffung plädieren könnte. Nur weiß ich auch, dass diese quälende Wochenendarbeit für viele Kollegen eine rechte Fron ist, die die Lebenszufriedenheit mindert, die zu latentem Groll führt; besonders bei denen, die nur geringe Happen vom Stundenkontingent erhalten wie die tiefenpsychologischen Psychotherapeuten, die nach 50 Stunden schon gutachtend um die nächste Verlängerung nachsuchen müssen. Und wegen der darauf folgenden letzten 20 Stunden müssen sie sich schon wieder an den verfluchten Computer setzen, falls es ihnen überhaupt möglich ist, dorthinein direkt zu formulieren. Schlimmer noch trifft es die Verhaltenstherapeuten, die mit viel weniger genehmigten Stunden anfangen und schon sehr bald für die nächsten 20 Stunden erneut ein Gutachten schreiben müssen, das nächste schon für 15 Stunden, und dann noch einmal für den extra zu begründenden Endspurt von 20 Stunden einen Behandlungsbericht und eine Prognose. Ihr knappes Kontingent scheint übrigens eine Folge des Größenwahns der Pioniere der Verhaltenstherapie, die den Patienten wie den Kassen eine doppelte oder dreifache Heilungsgeschwindigkeit unter ihrer Anleitung versprachen. Die ernsthaften unter den VT-Kollegen hört man heute oft seufzen und ächzen, jedenfalls bei einer ganzen Reihe von Störungen, wenn der Heilungsprozess nach ein bis zwei Jahren gerade gut in Gang gekommen ist, sie aber bereits das Ende einläuten oder die oft karge Privatschatulle des Patienten, so vorhanden, anzapfen müssen.

Mir schien, von den Motiven her gesehen, auch denkbar, dass allgemein verständliche Gutachten das Wissen um seelische Zusammenhänge fördern könnten – ebenso wie die bei der Lektüre sich ergebende Selbsteinschätzung, sei sie nun hypochondrisch getönt oder realistisch oder verleugnend. In den tausenden, ja zehntausenden von Gutachten steckt, zum aufgeklärten oder aufklärungsbedürftigen Publikum hin gewandt, ein hohes Bildungswissen, psychologisch wie anthropologisch; zum einzelnen Patienten gewandt ein erarbeitetes Wissen über dessen Struktur, seine Hoffnungen und Ängste wie seine Entfaltungsmöglichkeiten und das Beziehungswissen, oft auch nur das aufgeklärte Beziehungs-Ahnen seines Therapeuten. Wann ihm dies zugänglich gemacht wird, ist eine andere Frage. Das Angebot könnte zeitlich ganz offen lauten: »Irgendwann könnte es für unsere Arbeit förderlich sein, wenn Sie Kenntnis nehmen von unserem Beginn, meinem damaligen Bild von Ihnen, Ihrer ersten Selbstdarstellung, Ihren ersten Reaktionen und meiner Begründung für die eine oder die andere Form von Therapie, die wir (ich) gewählt haben.«

Das schafft einen beträchtlichen emotionalen Anfangsreiz, der von Neugier über Angst zu Ablehnung oder Nichtbefassung führen kann, aber immerhin: Die Möglichkeit steht im Raum, und man kann bei den meisten annehmen, dass sie das Angebot nutzen werden. Wer eher in strenger Wissenschaftssprache schreibt, müsste seine Patienten darauf vorbereiten, ihnen dann auch einzelne Begriffe erläutern; ebenso könnte es nützlich sein, daran zu erinnern, dass für den Gutachter gelegentlich eine gewisse Stilisierung vorgenommen wird, vielleicht sogar eine Dramatisierung oder eine ausdrückliche Auswahl von diagnostischen Schwerpunkten, wenn ein sehr unheitliches Krankheitsbild nach klaren Kategorisierungen zu verlangen scheint. Auf den narzisstischen Gewinn, der auch durch die Lektüre des Gutachtens zustande kommen konnte, brachte mich eine Patientin mit folgenden Sätzen: »Das meiste, was drinsteht, weiß man ja aus der Therapie oder manchmal auch aus einer früheren Therapie. Aber es schwarz auf weiß zu sehen, macht doch noch einmal einen großen Unterschied. Ich fühlte mich auch geehrt, wie viel und wie genau und wie einfühlsam Sie nachgedacht haben über mich. Außerdem hatte ich mir ja immer insgeheim gewünscht, Sie würden ein Buch schreiben über mich (was ich über fünf Patienten als größere Fallberichte getan habe, T. M.). Aber so ist es auch gut, Sie haben viel, für mich genug, über mich geschrieben.«

Eine weitere Reaktion nicht der Patientin, sondern ihrer Familie war die: Ich war mit der Patientin die Gutachten durchgegangen, und wir hatten sie kooperierend anonymisiert. Aber wenig später kam sie mit der Botschaft (von der sie befürchtete, sie sei für mich sehr unangenehm), dass der Ehemann strikt gegen eine auch noch so anonymisierte Publikation eingestellt sei aufgrund von Überlegungen, die ich hier nicht wiedergebe. Natürlich habe ich mich ohne Zögern an solche Verbote gehalten, bei Zweifeln und Zögern zu weiteren ruhigen Überlegungen geraten und jeglichen Druck von meiner Seite aus der Angelegenheit zu nehmen versucht.

Sollte ich eine Aufzählung von weiteren gängigen Reaktionen schon auf die Lektüre der Gutachten liefern, so ist die Palette recht breit, ich belasse es bei einer summarischen Aufzählung. Über die vorauseilenden Ängste habe ich bereits gesprochen. Verkürzt dargestellt spielten eine Rolle: Hadern mit dem Bild von sich, auch wenn sie ihm zustimmten; Genießen des ausführlichen Textes über sie; Erschrecken über die geballte Zusammenfasssung ihrer Störung; im Gegensatz dazu ein Verkosten des als freundlich empfundenen Bildes, auch wenn es sich um eine erhebliche Störung handelte, aber auch verbunden mit einer reichen Palette von Begabungen; Aufatmen, dass es nicht schlimmer war; Freude darüber, erkannt worden zu sein; Stöhnen über die Differenz von Selbstbild und Fremdbild;

Trauer über die Last, mit der sie oft nach viel zu langem Zögern in Therapie gekommen waren, und einiges mehr.

Die relativ große Bereitschaft meiner Patienten, nach gebührender Anonymisierung einer Veröffentlichung zuzustimmen, für die ich allen danke, vermittelte auch den Eindruck, dass sie im Ganzen zu ihrer Störung und zu ihrer diagnostischen Formulierung stehen konnten, wie auch zu unserer Arbeit, für die das Gutachten nur der Ausgangspunkt für einen langen gemeinsamen Weg war. Das Gutachten war eine erste Formulierung für ein kommendes Arbeitsbündnis, wobei der Therapeut insofern einen Vorsprung hat, als er seine Herangehensweise bereits vorsichtig aufgeschrieben hat, während der Patient gerade erst einmal seine Schnupperstunden hinter sich bringt oder sich ganz ungewohnten Reaktionen auf eine noch recht unbekannte und sich auch seltsam oder ungewohnt verhaltende Person ausgesetzt sieht.

Mein eigenes Gutachten für eine einstündige Therapie bei meinem späteren Lehranalytiker habe ich mir aus dem Archiv des Sigmund-Freud-Archivs sehr viel später auf verschlungenem Weg beschaffen können. Ich war tief berührt und dankbar für seine diagnostischen Überlegungen, vom Ernst-genommen-Sein in depressiven und verwirrenden Zuständen, von der schriftlich dokumentierten Einfühlung in meine kreative Borderline-Struktur. Es wäre sehr wohl hilfreich gewesen, mit ihm eines Tages in der Therapie über seine Aufzeichnungen zu sprechen. Es mag sein, dass mein nicht ganz korrekter Zugang zum Gutachten bis heute einen Einfluss hat auf diese meine Überlegungen zum Umgang mit der im Prinzip kostbaren Substanz der Gutachten. Ihr Wert für den Prozess der Therapie wird wahrscheinlich sehr unterschätzt.

Manche Patienten fragen auch deshalb nicht nach dem Gutachten, weil sie aus irgendeinem Grund meinen, der Zugang für den Patienten sei verboten und auch der Therapeut unterliege einem strikten Verdikt, das Geheimnis nicht zu lüften. Meine Erfahrungen waren, wie bereits betont, durchweg gut, weil sich auch bei dem Patienten mit dem Körpermerkmal die Katastrophe des Entsetzens über meine Gegenübertragungsreaktion durcharbeiten ließ und wir eine tief vergrabene Dimension eines destruktiven Misstrauens entdecken konnten.

Ich bin öfter, wenn ich über das Projekt in freundlich-kollegialem Kreis berichtet hatte, gefragt worden, ob es das Buch nicht erst wertvoll mache, wenn ich zu jedem Gutachten eine Katamnese zum weiteren Verlauf der Therapie wie des Lebens nach der Therapie erstellte. Aber das wäre ein viel größeres und zudem unsicheres Projekt geworden. Erstens glaube ich, dass man als Therapeut nicht selbst Katamnesen seiner eigenen Patienten machen sollte, man ist zu sehr interessiert an einem guten Ausgang der Geschichte und wohl zu wenig objektiv. Und zweitens kommen rasch die alten Übertragungen zum Vorschein mit der Bereitschaft, Lobendes zu sagen oder endlich Kritisches zu wagen, was beides verzerrend sein kann. Bei den vielen Gesprächen, die ich mit den Patienten über ihre Gutachten geführt habe, ging es meistens um die Diagnosen, um eine Rückschau, um Klärung von unklar gebliebenen Punkten. Jedenfalls würde ich ungern eine Fragekonstellation herstellen, bei der ich nach dem Erfolg der Therapie gefragt hätte. Wenn sie freiwillig darüber sprachen, freute ich mich. Die meisten haben von der gemeinsamen Arbeit profitiert, in welchem Ausmaß, blieb unsicher. Eher war von einem veränderten Lebensgefühl die Rede, von einer Bereicherung des Daseins, von der Verkürzung der depressiven Episoden, von der schnelleren Wiederherstellung von Zuversicht und Initiative und von einer Verbreiterung der Interessen. Spektakulär war das Ergebnis nur bei wenigen, aber eine Stabiliserung war meist eingetreten. Es gab allerdings auch einige, bei denen die überstandene Trauer wichtig war oder sogar eine dem eigenen Selbst freundlicher gesonnene Resignation. Erfreulich war es, wenn ich den Eindruck haben konnte, ich sei zu dem geworden, was man im Jargon ein gutartiges inneres Objekt bezeichnet, also einen inneren gütigen Zuschauer, sogar einen Ratgeber, Ermutiger, Fürsprecher, auch Schlichter bei den inneren Kämpfen. Und wenn die oft zerstrittenen Beziehungen zu Elternfiguren sich ermäßigt hatten und Besuche oder generationsumkehrende Fürsorglichkeit möglich war. Manche hatten das Sterben ihrer Eltern erlebt oder begleitet, und bei einigen waren die Kinder längst aus dem Haus gegangen. Wieder andere schlugen sich als Folge neuen Beziehungsmutes mit angeheirateten Stiefkindern herum und erlebten ein unerwartetes und höchst ambivalentes spätes Elternglück. Nur in einem Fall mussten wir feststellen, dass der tief sitzende Neid auch

unsere Beziehung zerfressen hatte, ohne dass wir dem wirksam hätten entgegensteuern können.
Die meisten erlebten das späte Gespräch über das Gutachten, nachdem wir uns zum Teil Jahre nicht gesehen hatten, als ein unerwartetes Geschenk, und ich nahm auch, weil an der Zustimmung zum Abdruck interessiert, kein Geld dafür. Ich hatte allen Patienten reichlich Bedenkzeit für Ihre Zustimmung gegeben, und nur einer machte von seinem Widerruf-Recht vor Drucklegung Gebrauch.
Für das unterschiedliche Niveau in der Abfassung der Gutachten bitte ich um Nachsicht.

1.

Der Mann der inneren Kämpfe

Antrag auf tiefenpsychologisch fundierte Psychotherapie

Beschwerden und Symptome

Der Patient erscheint mir an der Tür um mindestens zehn Jahre älter als das am Telefon genannte Alter von 43 Jahren. Er sieht zermürbt und hoffnungslos aus. Er klagt über Erstarrung und Depression, Verzweiflung über seine scheiternde Ehe, seine Frau will »demnächst ausziehen«. Er schleppe sich durch den Tag, sei lustlos im Dienst als Psychologe in einer psychotherapeutischen Klinik.

Anamnese

Der Patient ist als zweiter Sohn eines kleinen Fuhrunternehmers am Rande einer Großstadt geboren, der innerlich NS-Berufsoffizier geblieben ist: Drill, Leistung, Härte, unnahbarer Stolz als oberste Tugenden. Die Mutter sei blass, unselbstständig, offen auf Vaters Seite, aber in einer heimlichen Verwöhnungsbindung an den zweitgeborenen Sohn, der spürt, wie elend sie sich fühlt, und der sie stützt, sich dennoch immer wieder an den Vater verraten fühlt. Er »erlebe sich gezwungen, ein falsches Selbst« zu leben, angepasst, pflegeleicht und hilfsbereit. Bei sich selbst fühlte er sich nur einsam im Wald oder beim Sport, gelegentlich auch in einer Kinderbande. Er wird in der Schule oft verprügelt, vom Bruder zwar geschützt, aber auch abhängig von ihm gehalten. Massive frühe kindliche Jaktationen, es wurden später noch die »Löcher« in der Wand gezeigt, die durch das schwingende Bett geschlagen wurden. Fehlende Zärtlichkeit, die »verboten«

war, weil sie beim Vater als verweichlichend galt. Dieser inszenierte nächtliche Übungen als Vorbereitung auf einen möglichen Brand oder Überfall. Dabei galt der Vater als jemand, der sich für die Familie »aufopfert«, deshalb seien Kritik und Auseinandersetzung nicht möglich gewesen. Die Mutter versuchte wohl schützend zu sein, auch mit Mitteln der Unaufrichtigkeit, aber sie war rechtlos, und der Vater verbot ihr in ihrem Behördenberuf zu arbeiten, den er wohl als seinem eigenen als überlegen ansah und entsprechend entwertete.

Psychischer Befund

Seine weiche Persönlichkeit ist zum Teil hinter einer Maske verborgen, hinter der ein eingeschüchterter kleiner Junge durchscheint, mit den Augen eines geprügelten Hundes, der um sein Lebensrecht bettelt. Es weiß um die eigene Erstarrung und leidet unter ihr, die Leeregefühle werden oft durch Arbeit betäubt, die aber beim Chef der Klinik wenig Anerkennung findet. Der emotionale Kontakt zu mir ist angemessen, durch Vorsicht und vorläufige Abwehr von Abhängigkeit gekennzeichnet; Intelligenz und Differenziertheit sind gut, die Lücken in der emotionalen Entwicklung sind spürbar bei geringem Zutrauen in eigene Aktivität und Selbstständigkeit. Krankheitseinsicht ist, in langen Jahren erlitten, vorhanden, aber alles überdeckt durch ein tiefes Gefühl erneuten Scheiterns. Bevorzugte Abwehrmechanismen: Wendung gegen die eigene Person, Schwanken zwischen Verleugnung seiner Situation und Überwältigung durch die Lebensbilanz. Dies umso mehr, als nach einer guten stützenden psychotherapeutischen Erfahrung als Student zwei Lehranalyseversuche folgten, die beide qualvoll scheiterten.

Somatischer Befund vgl. ärztl. Zeugnis

Psychodynamik der neurotischen Erkrankung

Der Patient ist von einer versorgenden Mutterbindung nicht ganz freigekommen. Er unterhielt mehrere Beziehungen zu Frauen, in denen er nach wenigen Jahren verlassen wurde und abstürzte, teils weil er sich nicht binden wollte (viele Nebenbeziehungen), teils weil er vermutlich zu egozentrisch auf den eigenen Ansprüchen beharrte und sich kaum einfühlen konnte. Es gibt aber auch Identifikationsfragmente mit dem tyrannischen Vater, die seiner Sensibilität, die ihn anziehend macht, eigentlich widersprechen und die die Frauen dann abstoßen. Er fühlt sich dann, wenn die Frauen »dahinterkommen«, als Blender. Die Trennung in das »Vorzeigbare und das Heimliche« durchzieht sein Leben, auch in der Klinik. Er fühlte sich nie als voll »tauglich«, sondern mit Tricks arbeitend. Das Psychologiestudium verdiente er partiell als Taxifahrer (wieder ein Identifikationsfragment zur Lebensbewältigung mit dem Vater, den er innerlich zutiefst ablehnt). Das hoch idealisierte Lebensziel war immer »Psychoanalytiker«, seit er als Student nach einer Trennung mit einem väterlichen Therapeuten eine sehr stützende Erfahrung gemacht hatte, die aber zu kurz dauerte (er zog seiner Freundin in eine andere Stadt nach), um strukturbildend zu wirken.

In den beiden je zweijährigen Lehranalyseversuchen sei er »beinahe eingegangen«, die klassische Analyse war in seinem Zustand sicher kontraindiziert, »ich ging auf der Couch verloren«. Dies habe ihn seit zehn Jahren erstarren lassen. Das Gefühl des Scheiterns schwebe, wie von Gottheiten ausgesprochen, als Fluch über ihm. Von daher eine enorme Selbstwertlabilität mit dem Gefühl, vielleicht gar nicht »therapierbar« zu sein.

In der Übertragung knüpft er vermutlich rasch an die gute frühe therapeutische Erfahrung aus der Studentenzeit an, wie ein scheuer Vogel, der kaum noch daran glaubt, verstanden, gesehen und akzeptiert zu werden. Sehr langsames Anwachsen des Grundvertrauens spielte sich sozusagen vortherapeutisch ab: Es war ihm mindestens zwei Monate lang wichtig, die Stunden als reine »Orientierungsberatung« zu bezeichnen, so sehr fürchtete er eine neue Abhängigkeit und ein erneutes Scheitern. Erst dann konnte er eine längere Therapie ins Auge fassen und sich um die Kassenunterlagen kümmern.

In der Gegenübertragung laufen die Einfühlung in die Not eines in einer sozialen Nische als Psychologe überlebenden »Kollegen« und die Beziehung zu einem verschüchterten kleinen Jungen parallel. Die Übertragungsangebote »böser« oder »guter« Vater und »überlegener

Bruder« sind oft so stark, dass in der Gegenübertragung ein bewusstes Gegensteuern notwendig ist, damit sich nicht ein hoch ambivalentes Hörigkeitsverhältnis mit der zugehörigen Abwehr einspielt, wie es ihm in den »Lehranalysen« gegangen ist. Gelegentlich ist es schwierig, bei dem Ausmaß an verzweifelter Ratlosigkeit die Linie zwischen Stützung und deutende Förderung der Autonomie zu finden. Nach drei Monaten hat sich aber ein gutes Arbeitsbündnis entwickelt. Er bekommt ein Gefühl dafür, dass er die »Lehranalysen« mit dem falschen Selbst absolviert hat und sehr traurig ist, nicht »gefunden« worden zu sein.

Diagnose

Depression mit Leere- und Erstarrungsgefühlen und Spaltungstendenzen. Extrem geringes Selbstwertgefühl mit Neigung zu trostsuchender Anklammerung an Frauen und ängstlich-wütender Unterwerfung unter Männer.

Behandlungsplan

Tiefenpsychologisch fundierte Psychotherapie zur Wiederherstellung des Grundvertrauens und beginnender männlicher Identifikation, Entwicklung der verloren gegangenen Affektkontinuität und Affektkohärenz außerhalb der »eingeschüchterten« Identität, Abbau der ängstlichen Hörigkeit und des Vermeidungsverhaltens in konflikthaften sozialen Situationen.
Wahrscheinlich geht die Therapie später in eine Analyse über. Die gute »Kooperation« mit dem kleinen Jungen macht dies wahrscheinlich. Der Patient wäre aber zu diesem Engagement zur Zeit kaum fähig, er muss den Therapeuten eine Zeit lang prüfen, und auch für den Therapeuten ist es wichtig, das unentfaltete Potenzial dieses Patienten kennen zu lernen.

Prognose

Voraussichtlich handelt es sich um einen differenzierten, kontaktfähigen Menschen mit großer Einfühlungsfähigkeit, dem diese aber aus Abwehrgründen (weil weiblich-verächtlich) nicht zur Verfügung steht und der daher reaktiv immer wieder depressiv reagiert. Die wachsende Sympathie in der Gegenübertragung und die stabile Arbeitsbeziehung sprechen für eine positive Entwicklung eines Menschen, der aus einem tiefen »Schatten« nicht herausgewachsen ist. Es ist zu erwarten, dass er aus der »Nische«, in der er Kurse für Entspannung, Raucherentwöhnung und Autogenes Training gibt, herausfindet und als angestellter Therapeut gut arbeiten kann. Die Einfühlungsfähigkeit in seine gegenwärtigen Patienten funktioniert dort gut, wo er sie als ihm ähnlich empfindet. Da die Einsicht in die Struktur seiner bisherigen Beziehung zu Frauen sehr klar und im Sinne von Scham und Schuld auch als starkes Motiv für eine Veränderung wirksam ist, erscheint die Prognose als günstig, wenn auch mit längerer Arbeit zu rechnen ist.
50 Stunden genehmigt.

Antrag auf Umwandlung einer tiefenpsychologisch fundierten Psychotherapie in analytische Psychotherapie

Zur Begründung

Die Annahme des Erstantrages hat sich bestätigt, dass eine tiefenpsychologisch fundierte Psychotherapie zu einer Stabilisierung der Persönlichkeit führen werde, sodass analytisches und nicht so sehr stützendes Arbeiten und Durcharbeiten möglich werden.
Der Patient erlebte die Therapie bisher als Rückenstärkung und Ermutigung. In Phasen der Verzweiflung, so einer erneuten Trennung von einer Freundin nach der Scheidung, helfen gelegentliche Anrufe und eine, allerdings seltene, Extrastunde.
Es ist ein Prozess der Introspektion in Gang gekommen und eine

fühlbare Identifizierung mit dem Therapeuten als guter väterlicher Figur. Beginnende Entwicklung einer vorsichtigen therapeutischen Identität anstatt nur distanziert übender Verfahren mit den Reha-Patienten. Überlegungen zu einer Zusatzausbildung, z. B. Familientherapie, um auch mit den Angehörigen seiner Patienten arbeiten zu können.

Diagnose: bestätigt

Psychodynamik

Divergente mütterliche und väterliche Introjekte liegen in ständigem Wettstreit. Das väterliche ist entwertend, streng, ja sadistisch. Als innere Stimme kann es vernichtend sein. Das mütterliche ist überbehütend, tröstend, aber unrealistisch ermutigend und damit auch klein machend. Ebenso gibt es ein Introjekt des großen Bruders, beschützend, aber ebenfalls klein machend, und bei Anzeichen der Selbstständigkeit des Patienten plötzlich scharf rivalisierend, was sich besonders im Umgang mit Kollegen auf gleicher Stufe auswirkt. Der Patient fürchtet dann, gedemütigt oder sogar denunziert zu werden.

Wichtige Ergänzungen zum Erstbericht

Der Patient ist hoch motiviert, versäumt keine Stunde, zeigt eine angemessene Dankbarkeit für eine fürsorgliche und empathische Zuwendung. Er berichtet immer wieder, dass er sich mit dem Analytiker bei drohendem Absturz wie bei neuen Schritten oft unterhalte, es scheinen quasi die ausgefallenen inneren Kindergespräche mit Anteil nehmenden guten Eltern.
Der Patient hat zum ersten Mal begonnen, sich mit den realen Eltern auseinander zu setzen statt Anklammerung, Trostsuche oder Vermeidung des Kontakts. Besonders hervorzuheben sind Gespräche mit dem Vater, die allerdings sofort enden, wenn die Mutter erscheint. Beziehungen sind also nur bei Ausschluss des Dritten möglich. Er

schafft es aber, wenn er die Eltern einlädt, die beiden auch gelegentlich zu trennen, sodass Gespräche stattfinden. Man könnte von einer verspäteten Individualisierung der Beziehungen sprechen.
Positiv ist hervorzuheben, dass es ihm gelungen ist, einige Freunde zu finden, mit denen er sprechen kann und die auch Schutz bieten, wenn er, vor allem an den Wochenenden, in Depression oder Erstarrung und vor allem die alten Gefühle von Wertlosigkeit zurückfällt. Die Freunde mindern das suchtartige Suchen nach tröstenden Frauen, eine Abhängigkeit, die sich insofern auch vermindert bzw. sublimiert hat, als er Kontaktanzeigen nicht mehr abschickt, nur entwirft, weil er spürt, dass er zu einer stabilen Beziehung derzeit nicht in der Lage ist. Sein Wunschbild ist immer noch die Fee, die ihn rettet.

Erkenntnisse aus der bisherigen Psychotherapie über die Psychodynamik

Der Platz eines inneren Idealobjekts ist quasi unbesetzt, aber vorhanden geblieben, allerdings sozusagen »verwüstet« von zwei missglückten Lehranalyseversuchen. Die beiden Analytiker sind ins Lager der väterlichen Introjekte gerutscht. Der Aufbau eines guten männlichen Objekts erfolgt über eine Art Ritual: Der Patient berichtet aus seinem Leben und sagt: »jetzt werden Sie mich wieder verurteilen«, oder: »das werden Sie sicher wieder blöd finden«, und ist bis zu Tränen gerührt, wenn ich seine Bemühungen, seine Initiative, seine Motive positiv werte und wenn Trost und Einfühlung nicht entwertend sind. Er beginnt sich mit der eigenen Person zu befreunden, was allerdings immer wieder zusammenbrechen kann. Während Therapiepausen helfen ihm symbolische Gegenstände, die er aus der Praxis mitnimmt.

Ergänzungen zur Diagnose

Im Ganzen bestätigt. Wichtige Ergänzung: Es gibt ein Pendeln zwischen Wut, Vernichtungsgefühlen und Weinerlichkeit, je nachdem, mit welcher inneren Person er in Verbindung getreten ist. Er leidet unter der Verwechslung der Adressaten für Affekte, schämt sich ungeheuer, wenn er in Gegenwart eines Mannes weint (Tränen stehen für die Mutter), oder wenn er auf eine Frau wütend wird (Wut steht für den Bruder), oder wenn er schwankt zwischen Unterwürfigkeit und Verschmelzungssehnsucht, etwa dem Chef gegenüber (Hörigkeit und Angst stehen für den Vater). Man könnte der Affektebene, über den Verlust des lebendigen Selbst und die Erstarrung hinaus noch nicht trauen. Deshalb lange Zeit extreme Abhängigkeit von meinem Urteil und der Ortung der Gefühle.

Angaben über den Verlauf

Der Patient konnte es lange nicht fassen, dass ich regelmäßig nach ihm suchte, ihn nicht verurteilte, aber auch nicht »mütterlich-kleinmachend« tröstete. Die beste Brücke zu den verloren gegangenen Affekten war Rollenspiel, indem er sich wichtige Figuren auf einem leeren Stuhl vorstellt und zu ihnen spricht. Er entdeckt dann seine Gefühle, die Schwierigkeit, sie in Sprache zu bringen. Averbale Vorarbeit wird dadurch geleistet, dass er zuerst räumlich, mit Entfernung, Zuwendung, Schutzmauern usw. experimentiert, bis er sich gegenüber den Figuren überhaupt »positionieren« kann.
Einen großen Einschnitt bedeutete die Pensionierung seines langjährigen Chefs, zu dem er eine hoffnungslose Sehnsuchtsbeziehung unterhielt und dessen Lächeln ihm oft Schicksal blieb und der ihn nur aus Mitleid gelegentlich ansprach. Die ganze Klinik war auf diese Weise im Lauf der 15-jährigen Tätigkeit sozusagen von Introjekten überwachsen.
Der neue Chef ist gleichaltrig, und er traut sich jetzt, diesem seine Behandlungskonzepte vorzulegen, in der Konferenz über Patienten zu sprechen, sogar für jüngere neue Ärzte psychologische Einführungen zu geben. Aber all dies ist noch extrem zerbrechlich, wobei ein kompensatorisches Größenselbst oft viele gute Ansätze entwertet. Die Mitarbeit ist gut, er spricht gelegentlich von »Land in Sicht«, nachdem er lange Jahre quasi als Schiffbrüchiger überlebt hat. Er hat sich ein Klavier gekauft und kann sich an manchen Abenden damit trösten, statt süchtig nach einer Frau Ausschau zu halten.

Begründung für Änderung des Therapieplans

In absehbarer Zeit sollte auf eine analytische Therapie mit zwei Wochenstunden umgestellt werden. Der Patient wird zunehmend fähig, Übertragungen auch am Analytiker zu spüren und auszuhalten und ihn nicht mehr nur als stützendes und Kontinuität schaffendes Objekt zu brauchen.

Prognose

Günstig. Er entfaltet zunehmend Eigeninitiative, so plant er zur Zeit einen Herbsturlaub von zwei Wochen mit einem Kollegen, bei dem sie sich Gespräche über ihre Biographie und über einige Patienten, deren Unterlagen sie mitnehmen, vorgenommen haben. Beide sind am Beginn einer eigenen therapeutischen Identität. Früher hat der Patient niemandem Einblick geben können in das, was er in der Klinik tut (Thema der Heimlichkeit). Er will auch einen Malkurs besuchen. Mit Praktikanten (Psychologie- und Sozialpädagogikstudenten) in der Klinik diskutiert er psychosomatische Konzepte und Klinikmodelle, wobei er als der »erfahrene Kollege« gilt. Dies wirkt einerseits manchmal rührend, ist aber spürbar ein Aufbruch zur Wiedergewinnung eines eigenen Selbstwertgefühls. Die sozusagen im Kindergarten erarbeiteten Gedanken trägt er dann auch in der Konferenz vor. Therapeutische Ichspaltung zunehmend vorhanden, Flexibilität noch schwankend, in Krisensituationen schwach, aber rascher wieder gewonnen als früher.
80 Stunden genehmigt.

2.

Der Zauderer auf der Suche nach Identität

Der Patient war in den achtziger Jahren für 130 Stunden in analytischer Therapie bei einem Kollegen, den ich schätze und der dann in eine andere Stadt verzogen ist. Er hat mir ohne Zögern gestattet, seine zwei Gutachten hier wiederzugeben. Ich weiß allerdings nicht mehr, ob ich diese Gutachten schon zur Verfügung hatte, als ich meinen Neuantrag auf analytische Therapie wenige Jahre später stellte.

Die Vorgutachten des Kollegen

Spontanangaben

Der Patient drückt als Erstes das Gefühl aus, mit seinem Leben in eine Sackgasse geraten zu sein: »Ich habe jahrelang gedacht, ich werde mit allem fertig, ich schaffe alles mit dem Kopf weg, aber jetzt kommen nachts bei mir die Zombies hoch.« Er könne oft nicht einschlafen und leide unter quälender Versagensangst. Fühle sich gescheitert und grüble vergeblich über seine Vergangenheit nach. Auch tagsüber gerate er oft in »gelähmte Zustände«, in denen er sich wie der letzte Dreck vorkomme. Er habe das Gefühl: »So kann es mit mir auf keinen Fall weitergehen, sonst nimmt es kein gutes Ende mit mir«. Sehr verunsichert fühle er sich auch durch seine derzeitige Freundin, die ihn nicht »einfach so« akzeptiere, sondern seine gewohnte »Kaltschnäuzigkeit« infrage stelle.

Anamnese

Der Patient ist Einzelkind. Sein aus Ostpreußen stammender Vater, gelernter Chemiearbeiter, musste nach dem Krieg seine Heimat verlassen und konnte dann beruflich nie wieder richtig Fuß fassen. Er arbeitete lange als Hilfsarbeiter und konnte schließlich einen Posten als Laborant erhalten. Infolge einer Erkrankung war er leicht gehbehindert.

Als der Patient 16 Jahre alt war, brachte sich der Vater in einer Phase totaler Überarbeitung um. Er hinterließ im Betrieb einen Zettel: »Ich kann nicht mehr.« Die Mutter arbeitete in der frühen Kindheit des Patienten als Putzfrau, wobei sie ihn in die fremden Wohnungen mitnahm, ihn aber auch oft allein ließ. Später wurde sie Haushälterin bei einer Industriellenfamilie, in deren Haus sie nach dem Tod ihres Mannes zog.

Mit den Kindern dieser Familien hatte der Patient schon früh gespielt und war dabei beeindruckt von dem sozialen und finanziellen Gefälle.

Die Beziehung zwischen den Eltern sei sehr unharmonisch, die Mutter immer unzufrieden mit dem Vater gewesen, der habe sich nie durchsetzen können, auch dem Patienten gegenüber nicht. Er erinnert eine Szene, in der ihn der zornige Vater vergeblich um den Küchentisch herum verfolgte und schließlich aufgeben musste.

Die Mutter schildert er als überfürsorglich und vorwurfsvoll, sehr auf gutes Benehmen und Abgrenzung vom Unterschichtsmilieu bedacht, in dem die Familie zunächst wohnte.

Gegen Ende seiner Kindergartenzeit wurde die Mutter »krank«, kam ins Krankhaus, und der Junge musste für vier Wochen in ein Waisenheim. Man habe immer von Gelbsucht gesprochen; erst Jahre später habe er erfahren, dass die Mutter eine Totgeburt gehabt hatte. Er sei später sehr traurig gewesen, dass er das Brüderchen nicht bekommen habe.

Bis zum neunten oder zehnten Lebensjahr schlief er im Schlafzimmer der Eltern. Von Sexualität habe er nie etwas bemerkt. Beide Eltern seien eher »sehr lustfeindlich« gewesen. Er habe hauptsächlich allein gespielt, dabei gewaltige Kampf- und Schlachtenfantasien entwickelt, die sich später in einer »Karl-May-Sucht« fortsetzten. Er erinnert sich an nächtliche Angstzustände und heftige Angstträume (Verfolgungen, Abgründe), negiert aber andere kindliche Symptome. Außerhalb des Elternhauses, im Kindergarten, in der Schule und auf der Straße habe er immer die Position eines Sonderlings gehabt, sei oft geschlagen worden, ohne sich wehren zu können. Manchmal habe er seine speziellen Fähigkeiten zur Geltung bringen können, dann habe er nämlich im Hinterhof für andere Kinder Kasperletheater oder Mundharmonika gespielt. Im Quartier, einem »Puffviertel«, kursierten die aufregendsten Geschichten von Sex und Verbrechen, der Patient wurde selbst Zeuge von blutigen Schlägereien.

Psychischer Befund

Der Patient macht einen weichen, subdepressiven Gesamteindruck, bietet außerdem das Bild einer uneinheitlichen, widersprüchlichen Persönlichkeit. Überhöfliches, fast unterwürfiges Verhalten kontrastiert mit Äußerungen, die ein ausgeprägtes Vorwurfs- und Anspruchsverhalten verraten. Zeitweise wirkt er reif und erwachsen, dann wieder sehr naiv wie ein hilfloses, anlehnungsbedürftiges Kind. Er ist offensichtlich zutiefst verunsichert, versucht aber noch sehr stark, das emotionale Ausmaß dieser Verunsicherung mittels elaborierter rationaler Überlegungen zu verbergen. Dabei zeigt er eine Fähigkeit zu differenzierter Selbstbeobachtung. In der Gegenübertragung entsteht der Eindruck, dass er starke passiv-feminine Tendenzen abwehren muss. Die männliche Identifikation ist instabil.

Es besteht eine deutliche Aggressionshemmung, die auf die unbewusste Wirksamkeit heftiger und wenig strukturierter Aggressionen schließen lässt. Dem Patienten ist offensichtlich bewusst, dass er in einer biographischen Sackgasse steht. Er sucht sehr entschieden die Kooperation mit dem Therapeuten, auch an Stellen, an denen er mit starker Angst zu kämpfen hat (zum Beispiel beim näheren Eingehen auf den Suizid des Vaters). Auf Probedeutungen reagiert er konstruktiv. Suizidgefahr kann zur Zeit ausgeschlossen werden.

Psychodynamik der neurotischen Erkrankung

Der Patient wuchs in einer engen, hoch ambivalenten Bindung an die überfürsorgliche und zugleich wenig zur Verfügung stehende Mutter auf. Der Vater war schwach, masochistisch und fast immer abwesend. Von dem überstimulierenden sozialen Umfeld war die Familie isoliert. Diese Konstellation förderte die Fixierung von narzisstischen Positionen im Sinne des grandiosen Selbst, von oral-neidischen Affekten, sozialem Ressentiment und chronischer Unzufriedenheit. Der Vater fiel als ödipale Identifikationsfigur weitgehend aus, damit auch als Instanz, die die Regulierung aggressiver Impulse aufzubauen hilft. Die Figur des leidenden und entmachteten Vaters führte zur Ausbildung starker unbewusster Schuldgefühle und Selbstbestrafungstendenzen, die durch den Suizid massiv verstärkt wurden. Die sexuellen Beziehungen des Patienten hatten deshalb bislang den Charakter einer Rache an der übermächtigen und zugleich enttäuschenden Mutterimago. Das starke politische Engagement des Patienten kann man als Versuch interpretieren, sowohl die Wünsche nach mütterlicher Geborgenheit in der Gruppe zu befriedigen als auch an narzisstischen Größenpositionen festzuhalten. Entscheidender Auslöser für die überwiegend depressive Symptombildung dürfte die allmähliche Auflösung solcher Illusionen gewesen sein, die durch das Scheitern in Politik und Beruf sowie durch die Schwierigkeiten in der Beziehung zu seiner Freundin unvermeidlich wurde.

Diagnose: Depressive Symptomatik bei narzisstischer Neurose

Behandlungsplan

Es ist eine analytische Psychotherapie mit einer Frequenz von zwei Stunden pro Woche geplant. Die Verwurzelung der Symptomatik in der Persönlichkeitsstruktur verlangt eine langfristige Behandlung und konsequente Widerstandsarbeit. Die strukturellen Schwächen in der Persönlichkeit des Patienten erfordern andererseits ein relativ gut strukturiertes und begrenztes Setting. Der Übergang in ein klassisches Setting muss von der therapeutischen Entwicklung und von äußeren Gegebenheiten (Frage der späteren Eigenfinanzierung) abhängig gemacht werden.

Prognose der Psychotherapie

Der Patient befindet sich in einer ernsten Lebenskrise und ist sich dessen auch bewusst. Seine Therapiemotivation ist ernsthaft. Die Intelligenzleistung und die emotionale Beziehungsfähigkeit sind im notwendigen Maße gegeben. Es muss natürlich mit hartnäckigen narzisstischen Widerständen und mit intensiver Angst vor der Konfrontation mit der Imago des Vaters gerechnet werden.
Der Verlauf der diagnostischen Gespräche lässt die Entwicklung eines tragfähigen Arbeitsbündnisses erwarten. Dann könnten auch die kreativen Fähigkeiten des Patienten zur Geltung kommen, die zur Zeit zwanghaft blockiert sind. Die Chancen sind günstig, dass im Rahmen der Kassenleistungen die psychodynamischen Hintergründe der gegenwärtigen Krise so weit bearbeitet werden können, dass eine Besserung der Symptomatik und eine befriedigendere und realistischere Lebensorientierung erreicht werden kann.
80 Stunden genehmigt.

Ergänzungblatt zum Punkt Anamnese

Gespräche mit den Eltern über belastende Erlebnisse kamen nicht zustande.
Sehr bald zu Beginn der Pubertät entdeckte er die Masturbation. Sie war damals mit starken Schuldgefühlen verbunden, die auch heute noch nicht ganz verschwunden sind. Das Gefühl, »nicht in Ordnung« zu sein, habe sich damals sehr verstärkt. In der Schule habe er einen starken »Lernwiderstand« gehabt und deshalb ständig schlechte Noten erhalten! Nach Abschluss der Hauptschule machte er eine Lehre als Dreher. In diese Zeit fällt auch der Suizid des Vaters. Der Patient kann sich an seine Gefühle nicht erinnern, jedenfalls habe er nicht weinen können.
Mit 20 Jahren verließ er die Wohnung der Mutter. Er engagierte sich

beim Aufbau einer linksradikalen Gruppierung, in der er einen potenten »Renommierarbeiter« darstellte. Diese Tätigkeit war mit enormer Arbeitsbelastung verbunden. Als sich die Organisation zehn Jahre später auflöste, erwies sich der größte Teil seines Engagements als vergeblich.

Der Patient hatte schon während dieser Zeit seine Arbeit aufgegeben und absolvierte eine zweite Lehre zum Feinelektroniker. Auch mit diesem Beruf war er nach einigen Jahren unzufrieden. Seit etwa fünf Jahren lebt der Patient überwiegend von wechselnden Jobs, die von Phasen der Arbeitslosigkeit unterbrochen werden. Er setzte aber auch sein politisches Engagement bei den Grünen fort und war zwei Jahre lang Stadtrat in einer westdeutschen Stadt. Zur Zeit sind seine beruflichen Vorstellungen sehr vage.

Seine Beziehungen zu Frauen, über die der Patient von sich aus wenig spricht, waren bislang überwiegend kurzfristig und wenig verbindlich. Dies scheint mit seiner jetzigen Freundin anders geworden zu sein, die aus einer intakten bürgerlichen Familie stammt. Sie sei die Erste, die wirklich Einfluss auf ihn gewonnen habe.

Bericht zum Fortführungsantrag

1. Die depressive Symptomatik hat sich deutlich gebessert. Zum Teil allerdings trat eine Verschiebung ins Sexuelle ein: Bei den Bemühungen des Patienten, sich mehr als bisher auf die Nähewünsche seiner Freundin einzulassen, traten starke Ängste auf, sexuell zu versagen. Lernstörungen und hypochondrische Ängste bezüglich seiner Leistungsfähigkeit treten nach wie vor auf.
   Er arbeitet intensiv an seinen aktuellen Problemen, aber produziert wenig Erinnerungen. Auffällig sind immer wieder die Abwesenheit des Vaters und Episoden, in denen die Beziehung zu einer Ersatzfigur scheitert. So kümmerte sich nach dem Suizid des Vaters der Lehrmeister besonders intensiv um den Patienten und schickte ihn wegen seiner massiven Lernprobleme sogar zum Psychiater. Der habe »Beruhigungsmittel« verordnet.
   Nach zwei Terminen brach der Patient den Kontakt ab, weil er

sich nicht verstanden fühlte. Der Vater des Vaters hat ebenfalls Selbstmord verübt. Der Patient weiß nichts Genaueres darüber. Er hat inzwischen auf dem zweiten Bildungsweg die mittlere Reife nachgeholt. Bis in einem Jahr will er in einem Aufbaukurs das Abitur schaffen. Danach möchte er eine Ausbildung anschließen an der Fachhochschule, mit der auch seine Frau verbunden ist. Anzeichen für eine eventuelle Suizidgefährdung, auf die wegen der hereditären Belastung des Patienten besondere Aufmerksamkeit gerichtet wurde, zeigten sich nicht. Die Partnerschaft zu seiner Freundin, der Plan, seine Fähigkeit zu beruflichem Arbeiten unter Beweis zu stellen, und die Therapiemotivation bilden offenbar sehr stabile Lebensbedingungen für den Patienten. Unbewusst repräsentieren sie die Zielvorstellungen, sich aus der destruktiven Mutterabhängigkeit und vom Bild des zerstörten Vaters zu befreien.

2. Aus dem bisherigen Therapieverlauf ergeben sich folgende Ergänzungen zur Psychodynamik: Der Patient arbeitet mit einer Hartnäckigkeit, die man auf den Überlebenswillen zurückführen möchte, an dem Ziel, eine stabile väterliche Identifikation aufzubauen. Sie wird durch zwei Gefahren bedroht: einer verschlingenden Mutterimago (auf die die eigenen oral-aggressiven Impulse projiziert sind) und einer hoch aggressiven Entwertung des ödipalen Vaters (die der Abwehr starker Kastrationsangst dient). Dem Patienten fehlt insbesondere ein inneres Bild der vereinigten Eltern. Die autodestruktiven Tendenzen seiner bisherigen Lebensführung und die depressive Symptomatik haben sich aus dieser Konstellation heraus entwickelt.

3. Die Patient verhält sich in der Therapie sehr engagiert: es besteht ein sehr gutes Arbeitsbündnis. Man gewinnt aber auch den Eindruck, dass er innerlich sehr stark zur Passivität gezwungen ist und große Angst davor hat, passiv seinen Gefühlen ausgeliefert zu sein, daher ist es nicht leicht, den Affekten in der therapeutischen Situation nahe zu kommen.
   Der Patient äußert bislang kaum Übertragungsfantasien, hat aber offensichtlich eine idealisierende Übertragung entwickelt, in der

er den Therapeut als unterstützende Figur in schwierigen inneren Konflikten gebraucht. Besonders deutlich war dies in der Anfangsphase, in der er fast nur über zwei Themen sprach: die ständigenVorwürfe seiner Mutter und die Probleme mit seiner Freundin. Die Mutterübertragung in seiner Partnerschaft und seine unbewussten Wünsche, auf eine »gute Abhängigkeit« von der Mutter zu regredieren, bilden das erste Hauptthema in der Therapie. In der Übertragung waren dabei zwar gelegentlich versteckte aggressive Gefühle zu deuten, überwiegend aber ergriff der Patient begierig die Möglichkeit, im Therapeuten eine männliche Identifikationsfigur zu finden. Einige Male löste sich die Affektabwehr, wenn der Patient bei dem Gedanken in Tränen ausbrach, der Vater sei »einfach plötzlich verschwunden« und habe ihn allein gelassen.

In der Beziehung zu seiner Freundin hat der Patient offensichtlich hart zu kämpfen, um seine Unsicherheiten, Regressionsneigungen und unbewussten Aggressionen zu verarbeiten.

Allmählich entwickelt er eine größere Fähigkeit, sich eindeutig und entschieden zu verhalten. Dadurch wurden wiederum intensive Näheerlebnisse möglich, die aber starke Angst weckten, »zu weich« und damit impotent zu werden. Immer wieder tauchte das Bild der verschlingenden Mutter in Varianten auf.

Die Schule bedeutet für den Patienten einen äußerst wichtigen Gegenpol. Dass es ihm gelang, durch konzentriertes und konsequentes Arbeiten mit guten Noten die mittlere Reife nachzuholen, war für ihn eine enorme Bestätigung, »doch etwas zu können«. Sehr stark waren seine Reaktionen auf »schwache Lehrer«. Der Übertragungscharakter seiner Reaktionen, die ursprünglich auf den Vater gerichteten Gefühle von Mitleid, Hass und Triumph wurde ausführlich bearbeitet. Besonders wichtig war es, die starke Tendenz des Patienten zu analysieren, auf Frustrationen und Misserfolge (z.B. schlechte Noten) mit der Regression auf eine omnipotente Vorwurfshaltung zu reagieren. In diesem Zusammenhang wurde nun auch die therapeutische Beziehung selbst thematisiert. Dies löste starke Unsicherheit beim Patienten aus; er fühlte sich zunächst kritisiert und angegriffen, dann erlebte er mit starker Bewegung, wie tief die narzisstische Unsicherheit reichte und dass sie in der bisherigen »stillschweigenden« idealisierenden Übertragung auch abgewehrt worden war. Es tauchten nun körperbezogene, zum Teil hypochondrische Ängste auf. In einer Art narzisstischer Bestandsaufnahme ließ sich der Patient von mehreren Ärzten untersuchen: Zum ersten Mal seit Jahren ging er wieder zum Zahnarzt; eine internistische Untersuchung wegen immer wiederkehrenden Magenschmerzen ergab keinen Befund; am wichtigsten war eine urologische Untersuchung der Zeugungsfähigkeit, die ebenfalls einen Normalbefund ergab. Kurz darauf gelang es dem Patienten, den schon lange bestehenden Wunsch zu verwirklichen und mit seiner Freundin ein Kind zu zeugen. Dies erlebte er als eine gewaltige narzisstische Aufwertung. Zugleich aber empfand er zu seiner Überraschung plötzlich Angst vor dem Therapeuten, dieser werde ihn jetzt »klein machen«, weil er sich »zu viel herausgenommen« habe. Offensichtlich ist damit ein Zugang zur Bearbeitung ödipaler Konflikte in der Übertragung gewonnen.

4. Im ersten Behandlungsschritt benutzte der Patient die therapeutische Situation in erster Linie als Rückhalt, um sehr ernsthaft und konsequent schwierige Mutterabhängigkeiten und -übertragungen in seinem Leben zu bearbeiten. Das Ergebnis waren eine deutliche Stärkung der männlichen Identifikation und eine Besserung der depressiven Symptomatik. Die überwiegend »stille« idealisierende Übertragung entsprach der inneren Notwendigkeit des Patienten, sich in einer Krisensituation narzisstisch zu stabilisieren. Besonders auffallend war seine Fähigkeit, therapeutische Einsicht in Verhaltensänderungen umzusetzen. Gegen Ende des Berichtszeitraums konnte mit der Arbeit an ödipalen Konflikten in der Übertragung begonnen werden. Diese Arbeit muss unbedingt fortgesetzt werden, wenn die innere Gefährdung, die von dem Bild des zerstörten Vaters ausgeht, wirklich therapeutisch bewältigt werden soll. Der Patient macht unverkennnbar einen Reifungsprozess durch, er distanziert sich jetzt auch zunehmend von seiner Neigung, seine Ausbildungszeit unendlich zu verlängern. Es bestehen nach den Erfahrungen des ersten Behandlungsabschnitts gute Aussichten, dass er die wei-

tere analytische Therapie dazu verwenden wird, auch die bislang narzisstisch abgewehrten ödipalen Konflikte zu bearbeiten.

Antrag auf Fortsetzung der Therapie bei einem anderen Therapeuten, Dr. Moser

In der Annahme, dass der Antrag an den gleichen Gutachter geht, setze ich die Kenntnis des ursprünglichen wie des Verlängerungsantrages voraus. Der Patient hat bei einem mir gut bekannten Kollegen ca. 130 Stunden analytische Therapie absolviert, die wegen des Wegzugs des Analytikers abgebrochen werden musste. Mit dem delegierenden Arzt wurde vereinbart, einen Neuantrag zu stellen, obwohl noch etwa 30 Stunden aus dem Budget der früheren Therapie zur Verfügung standen.

Angaben zur Vorbehandlung

Den Patienten lernte ich kennen als den Ehepartner einer früheren Patientin, die die Behandlung bei mir nach fünf Jahren Gruppentherapie vor einiger Zeit zu ihrer Zufriedenheit beendet hatte. Die beiden kamen nach einer angemessenen Pause zu einer begrenzten Zahl von Paarsitzungen, die zur Auflockerung störender wechselseitiger Übertragungsverstrickungen dienten. Dabei wurde deutlich, dass der Patient zögernd einen Teil der Schwierigkeiten als bedingt durch seine seelische Vorgeschichte sehen konnte, für die er auch allein die Verantwortung übernehmen wollte durch die Fortsetzung seiner Einzelbehandlung.

Spontanangaben zu Beginn der Einzelsitzungen

Der Patient äußerte sich dankbar zur Arbeit mit dem Vorbehandler, meinte aber, seine Kraft reiche doch noch nicht aus, um allein zurechtzukommen. Er studiert inzwischen mit großem Engagement

Sozialpsychologie, gerät aber immer wieder mit Dozenten in massive Autoritätskonflikte. Seine Vorgeschichte als extrem kämpferischer junger Stadtpolitiker in seiner Heimatgemeinde bricht immer wieder durch.
Bei der Erstellung seiner Hausarbeiten fühlt er sich manchmal »wie gelähmt«, vor allem, wie er meint, durch seine überzogenen Ansprüche an sich selbst. Dies wird noch dadurch verstärkt, dass seine Frau in ihrem Beruf sehr erfolgreich ist und bereits eine Erziehungsberatungsstelle leitet.
Seine eigene instabile Männlichkeit wirkt sich auch aus auf sein Verhalten gegenüber der kleinen Tochter: Er kann sie in Zeiten der Anspannung in ihrer Lebendigkeit schwer ertragen und beneidet sie »um ihre geborgene Kindheit«. Er spürt dabei, dass er wie sein Vater in Gefahr ist, in der Familie abseits zu stehen und sich unzulänglich zu fühlen. Dies macht ihm dauerhaft Sorgen und bringt immer wieder depressive Abstürze mit sich, die allerdings milder geworden sind. Äußerlich sind die Verhältnisse stabil, aber innerlich ist manches chaotisch und bei ihm verbunden mit dem Gefühl, er habe gar keine richtige Identität. Trauer um seinen Therapeuten könne er kaum spüren, das sei ähnlich wie beim Tod des Vaters: Er merke nur diffus, dass ihm etwas fehle.

Anamnese: Vgl. auch den Erstantrag des früheren Analytikers

In Ergänzung des Erstantrags ergibt sich nach mehreren Einzelgesprächen folgendes Bild:
Seine dauernde innere Zerrissenheit kann mit der Zerrissenheit seines familiären und sozialen Milieus in Zusammenhang gebracht werden: Die Mutter »diente« als Haushaltshilfe in einer Industriellenfamilie, die sie sehr (wenn auch ambivalent) bewunderte. Der Sohn übernimmt die Seite des Neides: Später reagiert er in einem stark kommunistisch geprägten politischen Engagement mit antikapitalistischem Hass neben der ebenfalls vorhandenen Bewunderung der Industriellen-Familie in der großen Villa, in die ihn die Mutter als Kind oft mitnimmt.

Die Welt des Vaters: ein einfacher Chemiearbeiter, der, um die Familie zu ernähren, in selbstzerstörerischem Ausmaß Überstunden macht und dadurch in der Familie kaum präsent ist.
Als negative Ersatzväter bei der Lehre und später im Betrieb, bei denen das Verhältnis zuerst schwankt zwischen Hoffnung auf Väterlichkeit und der Wut über die geforderte Unterordnung und die Einschränkungen im jeweiligen Betrieb, dienen Meister, Vorarbeiter und Lehrer. Er kann inzwischen sehen, dass das extreme politische Engagement die Zerrissenheit wie die relative Vaterlosigkeit heilen sollte, was aber nicht gelang. Diese Einsicht erleichtert es ihm, dass er mit so viel Verspätung und auf so vielen Umwegen zum Abitur und ins Studium gelangt ist. Es erleichtert ihn ferner, dass er mit seiner breiten gesellschaftlichen Milieukunde eine gute Voraussetzung für einen späteren sozialen Beruf sehen kann.

Psychischer Befund

Vgl. Erstantrag. Erst nach der sozialen Stabilisierung in der Familie wird ihm das Ausmaß seiner Unsicherheit, seiner Größenphantasien, seiner Gehemmtheit und seiner Unsicherheit als Partner und Vater fühlbar. Wenn er eine Hausarbeit zu schreiben hat, muss er sich ganz zurückziehen und den familiären Belastungen ausweichen. Das führt natürlich mit seiner voll berufstätigen Frau samt ihrer Mutterrolle zu erheblichen Konflikten.
Wenn er Freunde aus seiner linken Kampfzeit trifft, spürt er plötzlich, dass die Solidarität und die Zusammengehörigkeit nicht mehr stimmen. Er kann ihnen aber noch nicht selbstbewusst seine neue Realität entgegensetzen und fürchtet voller Scham, dass er in ihren Augen nur mehr ein angepasster Kleinbürger geworden ist, der zudem immer wieder starke Anfälle von Versagensangst hat und noch immer nicht ausreichend Geld verdienen kann. Da viele seiner Mitstudenten bis zu zehn Jahre jünger sind, fühlt er sich auch im Studium oft isoliert.

Psychodynamik der neurotischen Erkrankung

Vgl. Vorberichte. Zur Ergänzung: Die Vatersuche ist vollkommen evident in der Beziehung zu mir. Im Rückblick auf die Vorbehandlung lässt sich herausarbeiten: Der Analytiker war sowohl hilfreicher und geschätzter Begleiter und dennoch heimlich verachteter Vater. Die Spaltung macht ihm jetzt Unbehagen und Schuldgefühle. Er ist erleichtert, als ich das bei seiner Geschichte für eine plausible, wenn auch hinderliche Lösung hielt, die wir zum Thema machen können. Er sieht, dass er sowohl beim Vater wie bei der Mutter widersprüchliche innere Objekte ausgebildet hat, die ihn so unberechenbar reagieren lassen, wenn er nicht überhaupt als Notlösung zum inneren Rückzug Zuflucht nimmt. Dies verunsichert seine Frau immer sehr stark. Es scheint, dass die ersten Einzelgespräche ihn in dem Maß entlasten, als die Psychodynamik verständlich wird und er die Schuldgefühle ermäßigen kann.
Es wird auch deutlich, dass das »Verschwinden« des Therapeuten von ihm unbewusst mit dem Selbstmord des Vaters in Zusammenhang gebracht wird. Von da an kann er jetzt um beide weinen und spüren, dass es »gute Inseln« der Identifikation mit beiden gab: Musik, kulturelle Interessen, soziales Engagement. All dies war verdeckt durch die als verachtend wahrgenommene Mutter. Er ist glücklich, dass er zu diesen guten Inseln stehen darf, ohne deshalb selbst verachtenswert zu werden. In Identifikation mit meinem Schreiben gelingen ihm einige Hausarbeiten gut. Er setzt sich intensiv mit meinen Aufsätzen über die DDR und die Wende auseinander und bereitet mit Kommilitonen eine dreiwöchige Reise nach Georgien vor, die dann ein großer Erfolg wird (worin er mich an Wagemut übertrifft, aber für mein Interesse dankbar ist).
Es erleichtert ihn ungemein, als er versteht, dass er sein Bild von Männlichkeit aus verschiedenen Quellen zusammensetzen darf, ohne den Vater zu verraten oder durch Illoyalität oder Hass zu töten. Dadurch verliert das lebenslängliche Thema seiner Loyalitätskonflikte zwischen den Eltern seine bedrohliche Gewalt, zumal seine Frau ihn bei seiner langsamen Identitätsbildung unterstützt. Er kann zum ersten Mal spüren, dass sie manches an ihm bewundert, ohne ihn sich deshalb »anzueigenen«, als kämen seine Fortschritte von ihr.

Behandlungsplan

Es ist weiterhin analytische Therapie mit zwei Wochenstunden vorgesehen. Ein Teil der Arbeit bezieht sich auf das Einpendeln der Beziehung zwischen Größenfantasien und realem Leistungsvermögen und den Abstürzen in Unwertgefühle. Die auf ihn zukommenden Anforderungen sind dadurch etwas komplex, als es keinen vorgezeichneten Weg mehr gibt, sondern er eine sehr individuelle Lösung angesichts der Familiensituation und seines Alters finden muss. Die Tatsache, dass seine Frau lange bei mir in Gruppentherapie war, ist nur am Anfang irritierend, wenn er sich etwa fragt: »War sie viel besser, zügiger, kreativer als ich?« Ihr gutes Bild von mir kommt ihm aber bei der Prüfung meiner Person zu Hilfe, wobei sehr wichtig ist, dass ich in ihm nicht den jüngeren Bruder von ihr sehe, sondern eine eigenständige Persönlichkeit mit eigenen Wachstums- und Reifungschancen. Mein Bild von ihm, vor allem meine Zuversicht in seine Entwicklung, ist immer wieder wichtig. Angesichts der häufigen irritierenden Abstürze ist eine längere kontinuierliche Arbeit notwendig. Im Augenblick braucht er unbedingt »Sichtkontakt«, meint er, der frühere Therapeut sei schon deshalb halbwirklich geblieben, weil er ihn von der Couch aus nicht gesehen habe.

Prognose

Bei einigen Gesprächen mit ihm, zu denen er seine dreijährige Tochter mitbrachte, wenn die Babysitterin ausfiel, erlebe ich ihn ihr zum Teil als sehr zugewandt, zum Teil sehr unsicher und darauf bedacht, einen guten Eindruck als Vater zu machen. Da er aber über diese Tendenzen offen sprechen kann, sehe ich, wie der Vorbehandler, die Prognose als günstig an bei hoher Motivation und relativ guter eigener Einschätzung seiner Lebenssituation wie seiner noch vor ihm liegenden therapeutsichen Arbeit. Sprach der frühere Therapeut noch von einer milden Idealisierung (die Verachtung war noch nicht angesprochen worden) von ihm bei geringem Anteil der Übertragungswahrnehmung, so hat sich die Übertragungssituation bei mir in gewissem Sinn dramatisiert: Neben einer großen Idealisierung und

großer Angst vor erneutem Absturz und der drohenden Überschwemmung durch Verachtung, falls ich Fehler mache oder unzuverlässig bin oder mich als schwach erweisen würde, riskiert der Patient, der mich sehr genau beobachtet, eine große Zuneigung und Anhänglichkeit.
Beantragt: <80 Stunden, genehmigt

Bericht zum Fortführungsantrag für analytische Therapie

Wichtige Ergänzungen

Der Patient hat inzwischen mit gutem Erfolg sein Examen als Sozialpädagoge bestanden und bereitet sich auf die abschließende Diplomarbeit vor. Sein Berufspraktikum hat er bei »Pro Familia« geleistet, wo er als geschätzter Mitarbeiter galt und sowohl mit angeleiteten wie mit selbstständigen Beratungstätigkeiten betraut war. Vor allem durch Männer- und Vätergruppen hat er ein eigenständiges Profil gezeigt und, wie es scheint, steht auch nach Abschluss des Studiums dort ein Arbeitsplatz in Aussicht. Die depressiven Abstürze sind seltener geworden. Der familiäre Konflikt ist durch seine verantwortliche Teilnahme an der Erziehung der Tochter entschärft. Allerdings war das Zusammenleben dadurch, dass er Examen machte und seine Frau an einer Institution für Sozialarbeit Prüfungen abzunehmen hatte, noch einmal sehr erschwert. Beide haben dann das Gefühl, ausgezehrt zu sein und dem Kind nicht genug zu geben.

Ergänzungen zur Psychodynamik

In der Übertragung zeichnen sich zwei Tendenzen ab: Durch die Begleitung während des Examens und Gespräche über den psychodynamischen Hintergrund seiner Themensuche für die Diplomarbeit stehen einerseits die positiven Aspekte von Väterlichkeit im Vordergrund, die er auch internalisieren kann. Er hat zu Hause nie wohl-

wollende Beratung und verständnisvolle Begleitung seines eigenen Weges erlebt. Anderseits gestaltet sich über einige Zeit während des Praktikums und des Examens die Suche nach Ersatzstunden schwierig, wenn er Therapie-Termine nicht einhalten kann und wir angesichts seines übervollen Stundenplanes damit Mühe haben. Dann kommt die »Unerreichbarkeit« des Vaters wieder hoch, die zuerst Resignation auslöst, dann auch Wut, und vorübergehend einen Standpunkt der Gleichgültigkeit und Entwertung, die den Untergrund der Vaterbeziehung einbringt. Dadurch erweist die therapeutische Beziehung aber ihre Haltbarkeit.
Gelegentliche Konflikte mit der weiblichen Leitung seiner Arbeitsstelle und mit Dozentinnen konfrontieren ihn mit der Dauerspannung zu seiner Mutter. Er lernt aber zunehmend, Konflikte auszuhalten und sich in den Standpunkt des anderen einzufühlen. Vor allem das Pendeln zwischen Verschmelzungswunsch und Hass wird milder, er kann sich Zeit lassen, bis er wieder konfliktfähig ist, ohne nur im Augenblick zu reagieren.

Ergänzungen zur Diagnose

Zur Diagnose ist zu ergänzen: Durch die Konflikte mit weiblichen Autoritätspersonen stößt er, neben dem Selbstmord von Vater und Großvater väterlicherseits, auch auf den belasteten Hintergrund der mütterlichen Familie. Eine Tante gilt als schizophren, und auch die Mutter ist durch Depression oder Phasen der Erstarrung bedroht, die er zum Teil auf ihre Erziehung, zum Teil auch auf die extremen Überlebensbedingungen in und nach dem Krieg zurückführt. Wenn es ihm nicht gut geht, fürchtet er, die doppelte familiäre Belastung könne schließlich das Übergewicht, auch über die Therapie, bekommen. Aber er kann seinen Hintergrund in dem Maß, wie er ihn durcharbeitet, auch als seelischen Reichtum ansehen, der ihm im Beruf zugute kommt. Die Diagnose ist an diesem Punkt durch eine gewisse Brüchigkeit in der seelischen Struktur zu ergänzen, die anfangs nicht voll sichtbar war, sondern nur in Belastungssituationen zum Vorschein kam. Hier ist wohl der größte Fortschritt in der Therapie zu verzeichnen.

Bisheriger Therapieverlauf

Die Mitarbeit ist hervorragend, Fixierungen sind allenfalls noch an Bruchstellen der seelischen Entwicklung zu erkennen (Tod des Vaters, einige Schultraumen), aber in der stabilen Arbeitsbeziehung sind die Wiederholungen von Rückschlägen selbstverständliches Thema. Ihr Durcharbeiten erlaubt gleichzeitig den Umgang mit den ursprünglichen Größenfantasien: »Ich muss alles zügig erreichen«. Wichtig ist die Verwendung von Rollenspiel: Da die Elternbilder zum Teil sehr bedrohlich sind, kann nicht nur in der Übertragung gearbeitet werden, da sonst Verlust der schützenden Beziehung droht. Das zeigt sich, wenn die Übertragung anwächst, in einer drohenden Dumpfheit des Gefühls mir gegenüber, die sich sofort aufhellt, wenn negative Aspekte von Vater oder Mutter oder entwertenden Lehrern in der Fantasie oder auf dem leeren Stuhl präsent gemacht werden können. Nach solchen Durchgängen durch die ursprünglichen Affekte können solche Gefühle auch in der Übertragung leichter zugelassen werden.

Änderung des Therapieplanes

Die Therapie kann von jetzt an einstündig weitergeführt werden. Die Ehepartner können ihre Spannungen leichter ohne Vorwürfe regeln. Die beruflichen Erfolge bilden ein tragfähiges Fundament des Selbstwertgefühls. Vor allem die Arbeit mit Männergruppen hat das männliche Selbstwertgefühl vertieft. Es bestehen aber, vor allem angesichts von Schultraumen, vor der Bewältigung der Diplomarbeit erhebliche Ängste, desgleichen bei der Vorstellung einer vollen Berufsrolle. Die Anfälle von Resignation bedrohen vorübergehend immer noch für einige Tage die volle Arbeitsfähigkeit.

Prognose

Die Prognose ist günstig. Es werden abschließend 50 Stunden beantragt, die möglicherweise nicht voll ausgeschöpft werden müssen. Die Therapie ist mit einer Ausdifferenzierung eines großen Persönlichkeitspotenzials verbunden, das zunehmend als Gegengewicht gegen Fragmentierung und depressive Einbrüche eingesetzt werden kann. Die Erinnerung an stabile Phasen und an Freude in Familie und Beruf geht inzwischen nicht mehr verloren, braucht aber noch Festigung. Therapeutische Arbeit sollte noch geleistet werden zum Thema Umgang mit Rivalität sowohl mit männlichen Berufskollegen wie mit seiner Frau.

»Selbstverwirklichung« wird von beiden noch als Wettkampf um Zeitchancen gesehen. Die kooperativen Phasen sind noch nicht sehr ausgeprägt, darunter leidet das Kind, das gelegentlich erkrankt, und das wiederum wirkt zurück auf die Stimmung des Patienten. Hier ist noch ein wichtiger negativer Zirkel zu durchbrechen.

50 Stunden genehmigt.

3.

Der Kampf mit den Vätern und die Lösung von der Mutter

Antrag auf ambulante analytische Psychotherapie

Bisherige Sitzungen:

100 Stunden. Der 33-jährige Patient wollte zunächst einige Zeit die Therapie selbst bezahlen (die Erklärung folgt später), schätzt aber inzwischen die Störung (Depression) selbst als von »Krankheitswert« ein, ebenso wie ich.

Spontanangaben

Der inzwischen etwa 35-jährige Patient, Gynäkologe, der mehrere Jahre sowohl als Arzt wie als Psychotherapeut mit Zusatzausbildung in einer Klinik gearbeitet hat, ließ sich vor einiger Zeit als Arzt in Freiburg nieder und baut seine Praxis auf.

Als er sich vorstellt, steckt er in einer depressiven Krise, nachdem ihn eine langjährige Freundin verlassen hat. Diese Verlassenheitsdepression ist nicht die erste in seinem Leben.

Äußerlich macht er, dessen Gesicht auch hell aufleuchten kann, einen sportlichen, jungenhaften Eindruck. Er wirkt nicht nur jungenhaft, sondern auch weit jünger als er ist. Ich bin erstaunt über den erfolgreichen Werdegang und mehrere alternativmedizinischen Zusatzqualifikationen, die er sich erworben hat, auf die er stolz ist und für deren Kassen-Anerkennung er kämpft.

Er stürze sich in die Arbeit, »maloche« bis zu 12 Stunden täglich, spüre, dass er die Praxis zum »Zudecken« der Depression benutze. Ein zweites »Medikament« ist Sexualität. Ohne große Mühe kann er rasch sexuelle Beziehungen eingehen, hält sich die Partnerinnen aber nach früheren Enttäuschungen seelisch vom Leib bei gleichzeitiger großer Sehnsucht, endlich Konstanz und Geborgenheit zu finden.

Anamnese

Der Vater, zunächst Oberarzt an einer Uniklinik und willens, sich zu habilitieren, muss diesen Plan nach dem Tod seines Chefs fallen lassen und wird Chefarzt eines ländlichen Krankenhauses. Er war im Krieg in Rußland Sanitätsarzt mit Notexamen, meist an der Front und nahe an der Kampflinie, muss also viel Schreckliches gesehen haben. Er wird als streng, manchmal unbarmherzig, im Ganzen unemotional, aber jähzornig und kontrollierend geschildert. »Er verlangte absoluten Gehorsam.«

Vom 2.–4. Lebensjahr lebt der Patient, neben einer sechs Jahre älteren Schwester (über die er erst spricht, als er ihre schweren Depressionen und schizophrenen Episoden im späteren Jugendalter erwähnt), mit der Mutter allein, weil der Vater die Familie erst nach eineinhalb Jahren des Klinikaufbaus nachholt. Dies spricht bereits für erhebliche Störungen in der Ehe.

Der Patient wird von der Mutter als Prinz massiv verwöhnt und durch Hilfsdienste beim Ankleiden, Streicheln und Kitzeln der Mutter stark und vorzeitig sexualisiert, besonders durch das Zeremoniell des Anziehens der raschelnden Strümpfe.

Der Vater ist nach der Zusammenführung der Familie meist bis spät abends abwesend. In dieser Zeit »besitzt« der ödipale Prinz die Mutter. Aber abends ändert sich das Klima: Die Mutter benutzt den Vater als Strafinstanz, was der Patient als dauerndes Schwanken zwischen berauschender Symbiose und abendlichem Verrat erlebt.

Massive Leistungsforderungen und zwei Kurzschuljahre bringen ihn bereits auf der Volksschule in Schulschwierigkeiten, die durch strenge Nachhilfestunden überbrückt werden.

Auf dem Gymnasium zeigt er ebenfalls schwankende Leistungen.

Väterliche Männer erlebt der Patient zwar in Gestalt des Nachhilfelehrers, des Klavierlehrers und des Pfarrers, aber es sind kriegsversehrte, verbitterte Gestalten mit seelischer Härte und Prügelstrafen. Mit vierzehn Jahren scheint er der Familie in eine »Mopedclique« zu entgleiten. Er ist einer der Anführer und genießt sein Dasein als Honoratiorensohn mit reichlich Taschengeld.

Der Vater spricht nie über Gefühle, berichtet höchstens von Kriegsabenteuern und heldenhaftem Sich-Durchschlagen, ist emotional und körperlich unzugänglich. Er bleibt insofern ein unerreichbarer, meist abwesender, oft strafender Held, den der Patient später so gut es geht meidet.

Mit sechzehn wird er, in der Hoffnung auf die Durchsetzung von Erziehung, der er zu Hause entglitt, auf ein Sportinternat gesteckt, wo er, bei großer Freiheit der Fächerwahl, das Abitur mit »Gut« besteht.

Das Medizinstudium absolviert er, getragen von einer Liebes- und Arbeitsbeziehung, in angemessener Zeit. Aber nach dem Examen zerbricht diese tragende Beziehung. Es kommt zur ersten langwierigen depressiven Phase, die sich durch »Beratungsgespräche« bei einer kirchlichen Stelle mildert sowie durch eine emotional tragende, aber nicht deutenden Gestalttherapie bei einer Frau. Dieser ist er sehr dankbar.

Hervorzuheben sind sieben Jahre Ministrantendienst als »Selbstverständlichkeit« für den Honoratiorensohn in katholischer Umgebung. Die Verunsicherung durch vielerlei doppelte moralische Standards ist unvermeidlich.

Körperliche Entwicklung

Normal. Er ist sehr sportlich, in vielen Sportarten zu Hause.

Seelische Entwicklung

Die fehlende Beziehung zum Vater führt einerseits zu großen Selbstwertproblemen, da dieser nur entwertend und verächtlich von dem

»verwöhnten« Jugendlichen spricht. Andererseits findet der Patient zu Hause weder Anregung noch Grenzen, sodass eine omnipotente Pubertätsentwicklung erfolgt mit früher Sexualität, Alkohol und Bandenabenteuern. Trotzdem bleibt das väterliche Leistungsideal wirksam. Der Jugendliche erlebt zwei Vaterbilder: den mürrischen Tyrannen zu Hause und den charmanten Klinikchef, den die Frauen umschwärmen und der bekannt und beliebt ist für Zuverlässigkeit und unermüdliche Arbeit.

Im Laufe der vorgängigen Gestalttherapie wird eine weitere Spaltung der Vaterbeziehung sichtbar, die in Ansätzen gemildert werden kann: der zu vermeidende, auch verachtete Tyrann und der sehnsüchtig, aber erfolglos geliebte Vater, der seine Seele, seine warmherzige emotionale Seite anderen Personen außerhalb der Familie zuwendet.

Die Beziehungen in der Familie sind verwirrend: Die Mutter, die ihr Studium zugunsten von Ehe und Familie abgebrochen hat, ist unzufrieden und klammert weiter an ihm, schwankt wohl zwischen Sohn und Vater als primären Personen.

Die frühe sexualisierte Bindung an die Mutter dominiert die Beziehungen zu Frauen: Sexualität kann zur Droge werden, gesteigert durch spezielle Wäsche, Strapse und Strümpfe, genau wie bei der frühen Mutter. Steigerungen durch Fesselung der Partnerin machen ihm gelegentlich Angst, »ein wenig pervers« zu sein. Er kann es über längere Zeit nicht steuern, denn oft sind Lust und Potenz von diesen Ritualen abhängig.

Sozialpsychologische Entwicklung

Nach außen unauffällig: Er hat Erfolg, ist beliebt, berichtet aber von starken Spannungen in der früheren Klinik, wo er in eine isolierte Position geriet.

Er lernt leicht und schnell und sammelt fast hektisch Qualifikationen. Die Praxis wächst trotz der hohen Konkurrenz rasch, er kommt kaum noch zur Ruhe, wird auch oft nachts angerufen, kann schwer Distanz halten und rätselt über seine ihn gelegentlich erdrückende Beliebtheit, besonders bei älteren Frauen. Sie adoptieren ihn leicht erotisiert als Idealsohn, bis er ab und zu ob der Fülle der Ansprüche seine Klientel tageweise nur noch hasst. Während des ersten Therapiejahres hat er häufig Erkältungen, die partiell mit der Erschöpfung zusammenhängen, aber auch mit dem Gefühl, seine Identität und seine Lebensziele noch nicht gefunden zu haben. Plötzliche Abstürze in Mutlosigkeit und Depression beunruhigen, ja ängstigen ihn.

Derzeitiger Befund

Schon die Tatsache, dass er die Therapie selbst bezahlen wollte, spricht für das Leistungsethos und die Angst vor Abhängigkeit und Kontrolle, außerdem traut er dem Gutachtersystem nicht. Größenideen wechseln mit Verzagtheit. Die ausbleibende Anerkennung durch den Vater, der auch jetzt noch rivalisierend unablässig nach Einkommen und Zahl der Krankenscheine fragt, sich aber überhaupt nicht für das seelische Wohlbefinden interessiert, stürzt ihn anfangs noch in Verzweiflung. Dies hat sich gemildert. Es haben einige intensive Gespräche mit dem realen Vater stattgefunden, die im Rollenspiel in den Therapiestunden vorbereitet worden sind. Dadurch ist wenigstens eine rudimentäre Beziehung zum Vater zustande gekommen. Es haben aber bisher keine Gespräche über NS-Zeit und Krieg stattgefunden, obwohl er den Vater als total geprägt durch diese Zeit erlebt. Das »große Schweigen« herrschte auch in dieser Familie.
Immerhin beginnt er sich von der Mutter als einziger Vermittlerin zum Vater zu emanzipieren und staunt über ihre Verlassenheits-Reaktionen, wenn seine Besuche zu Hause oder seine Anrufe seltener werden oder auch zögernd und erstaunt dem Vater gelten. Über lange Jahre war es so, dass der Vater automatisch, nach kurzem Gruß, den Hörer der für Kommunikation allein zuständigen Mutter übergab. Zum Therapeuten baut sich allmählich eine positiv-vertrauensvolle Beziehung auf, die aber durch Einbrüche negativer Übertragungen unterbrochen werden, wenn er sich gelegentlich gekränkt fühlte. Es ist wichtig, Kritik zuzulassen und wenn nötig als angemessen anzuerkennen. Es scheint neu für ihn, dass ein väterlicher Mann sich für ihn interessiert und anders als der Vater sogar gelegentliche Lektüre-Anregungen und Denkanstöße gibt.

Seit Ferienaufenthalten in Griechenland beschäftigt ihn die Ikarussage: Vater und Sohn sind zu hoch geflogen und abgestürzt.
Er will seine Einfälle im Tagebuch vertiefen, aber daraus wird nichts.

Somatischer Befund

Er ist unauffällig, bis auf eine das Psychische tief beeinträchtigende verschleppte Prostataentzündung, durch die auf jeden Orgasmus zeitweise die »Strafe« von Schmerzen erfolgt. Er hat Angst vor Potenzverlust, besonders wenn er anfängt zu lieben, wie dies seit einigen Monaten der Fall ist. Es gibt jetzt eine deutliche Differenz zwischen Frauen als Lustobjekten und einer Frau, mit der er leben möchte. Ein dringender Kinderwunsch ist eine relativ neue Entwicklung. Die Viren in der Prostata erfordern mühsame und zum Teil schmerzhafte Untersuchungen und Medikationen.

Psychodynamik

Ein instabiles Gleichgewicht zwischen Größenfantasien und depressiver Verzagtheit lässt ihn nicht zur Ruhe kommen. Er lebt in Angst um das Gelingen der ersehnten schwierigen Vereinigung widersprüchlicher Persönlichkeitsanteile: Erfolg in der Sexualität, Misserfolg in Liebe und Bindung. Schwanken zwischen Erfolg als Arzt und Zeiten innerer Leere. Gefühle von Selbstverlust, wenn er einige Wochen nicht zum Tagebuchschreiben kommt, und jugendlicher Genuss im Spiel mit seiner Kollegen-Fußballmannschaft.
Einige wenige Anrufe an mich in den Ferien und einige Briefe sprechen für eine sich bildende Konstanz einer väterlichen Repräsentanz, die es gut und einfühlend mit ihm meint.

Diagnose

Depression mit Identitätsstörungen, Workoholismus und leichtem Sexoholismus.

Behandlungsplan

Analytische Psychotherapie, aufbauend auf den 100 selbst bezahlten Stunden, die für ihn die mit Stolz selbst erarbeitete Basis der therapeutischen Beziehung bedeuten. Arbeit an der Trennung von belastenden Vater- und Mutterbildern, Förderung einer realistischen Selbstwahrnehmung und Ablösung von bedrohlichen inneren Objekten. Eine reine Übertragungsanalyse hätte das zarte Band der therapeutischen Beziehung übermäßig bedroht. Deshalb wähle ich die Arbeit mit dem Rollenspiel: zum Beispiel Wendung an den symbolisch präsent gemachten Vater, Entdeckung der basalen Affekte zu ihm und die potenzielle Erkundung der Vatergefühle durch wiederholten Rollentausch. Wichtig ist die Förderung der identitätsbildenden Identifikation mit dem männlichen Therapeuten, in der regressive Sehnsucht, Weichheit und Anlehnungsbedürfnisse nicht als Schwäche gelten oder zu drohender Überwältigung führen.

Prognose

Angesichts der bisherigen Schritte positiv, sodass von einem Antrag auf Psychoanalyse abgesehen werden kann. Die hohe Motivation, die Mitarbeit, das kreative Nacharbeiten im Tagebuch und im allerdings durch Zeitmangel bedrohten Malen führt zu Reifungsschritten auch im Intervall der Stunden.
50 Stunden genehmigt.

Folgebericht zum Fortführungsantrag

Wichtige Ergänzungen zur Symptomatik, Genese, Psychodynamik

Die Symptomatik hat sich in allen bisher angeführten Punkten gemildert. Neueren Datums sind massive Auseinandersetzungen mit institutionellen Autoritätsfiguren, die zum Teil mit Anwalt und unter

Regressdrohungen geführt werden. Es ist dabei sehr schwer, den neurotischen vom realitätsangemessenen Anteil des massiven Kampfverhaltens zu trennen. Die Kämpfe hängen mit dem Ringen um Anerkennung mehrerer Facharzttitel und Zusatzqualifikationen zusammen.
Psychogenetisch gehören sie einerseits zum Rivalitätsthema mit dem Vater, von einem progressiven Standpunkt aus gesehen handelt es sich auch um die Durchsetzungsfähigkeit gegenüber Autoritäten, denen er bisher eher ausgewichen ist.

Behandlungsverlauf

Die einstündige Frequenz hat sich bewährt. Seit einigen Monaten ist der Patient mit einer jüngeren Frau eine Beziehung eingegangen, die tragend und verheißungsvoll erscheint. Als störend erweist sich jedoch immer wieder, dass er an vier Tagen der Woche nach bis zu 11-stündigem Praxistag abends nur noch erschöpft ist. Immerhin schiebt er dann gelegentlich ein verlängertes freies Wochenende ein. Angesichts des Erfolges der Praxis hat er sich zum Kauf einer (noch im Bau befindlichen) Praxis entschlossen, mit harten Kämpfen mit dem Architekten und dem Bauträger. Dabei kommen ihm sicher inzwischen zugängliche positive Identifikationen mit seinem, was Bauen und Organisieren angeht, durchsetzungsstarken Vater zugute. Sein Leben wirkt noch einigermaßen atemlos und selbstüberfordernd, sodass wenig Zeit für Reflexion und Innehalten bleibt. Das führt zu Phasen voll vom Gefühl schmerzlichen Selbstverlustes.
Eine sehr intensive Phase gilt auch der aggressiven Auseinandersetzung mit dem Therapeuten, die zu einer Stabilisierung des männlichen Selbstwertgefühls führte. Darauf folgte eine schwierige Übertragungsphase: Der Therapeut wurde immer wieder von starker Müdigkeit erfasst mit gelegentlichem Einschlafen selbst im Gegenübersitzen. Der mutmaßliche dynamische Hintergrund: Der Patient wollte lange Zeit festhalten an der Identität des lieben Jungen, der seinem Therapeuten Freude macht, aber zentrale anstehende Konflikte ausspart; er konnte sich dabei nicht vorstellen, dass aggressive Konflikte zwischen uns aushaltbar seien. So führte die Angst vor

Konflikten, die mich lähmte, schließlich zu aggressiven Gewitterstürmen. Er trug sie schließlich aus in massiver Kritik an einem unzulänglichen oder schlafmützigen Therapeuten, dem er sich in seinem ärztlichen Ethos weit überlegen fühlte. Nicht leicht auszuhalten war eine starke, manchmal höhnische Entwertung, mit starker Abwehr aller Übertragungsdeutungen. Dahinter stand noch die Angst vor Regungen der Zuneigung und Bewunderung. In manchen Stunden stand er zu Beginn der Arbeit vor der Alternative: Kampf oder Erschöpfung. Er war erstaunt, dass die Beziehung die aggressiven Attacken gut überstand; dann war es ihm auch möglich, sich im Zustand der Erschöpfung auf die Couch zu legen, den Therapeuten neben sich auf dem Stuhl, und eine Geborgenheit in väterlicher Nähe zuzulassen, die er nie erlebt hatte.

Den eigenen Größenfantasien vom jugendlichen Wunderdoktor, der im Eilschritt eine übervolle Praxis auf die Beine gestellt hatte und alle Altersgenossen spielend überflügelte, steht er zunehmend skeptisch gegenüber, ahnt die Selbstausbeutung im Zuge eines überhöhten Ideals.

Die Zusatzbedingungen sexueller Potenz (Strapse, Strümpfe) treten zunehmend in den Hintergrund, er fühlt sich davon nicht mehr süchtig abhängig. Diese Lösung von der mütterlichen Fixierung und einem frühen erotisierenden Missbrauch machen es ihm auch möglich, mit dem Vater als eigenständiger Person, die er sucht, zu telefonieren und Gespräche zu führen bei gleichzeitigem Erstaunen, wie gekränkt die Mutter zunächst reagierte.

Prognose und Indikation

Unverändert gut. Die therapeutische Arbeit wird sich auf das drückende überhöhte Selbstbild mit impliziter Angst vor der Leere ohne den Zehnstundentag konzentrieren. Durch die Gesundheitsreform sank sein Einkommen vorübergehend um mehr als 40%. Auf dieser Realitätsebene bedarf es sorgfältiger Überprüfung, was Anlass zu weiteren Kämpfen und realistischem berufspolitischen Engagement ist und wie sich eventuelle neurotische Verarmungsängste und eine Entwertungspanik durchmischen.

Deshalb werden weitere 30 Stunden beantragt, die genehmigt wurden.

2. Antrag auf Verlängerung um 20 Stunden

Fortführungsbericht an den Gutachter
Ergänzungen zur Symptomatik

Während er seine fetischistische Fixierung an Strümpfe und Strapse beim intimen Verkehr lange Zeit als eine ihm zustehende Steigerung der Lust ichsynthon durchzusetzen versuchte, wird ihm dieses Phänomen zunehmend befremdlich und er schämt sich dafür. Das hängt sicher mit der liebevollen Beziehung zu einer etwa fünfzehn Jahre jüngeren Krankenschwester zusammen, mit der er viel darüber spricht, aber auch mit der Lockerung der Mutterbeziehung. Er bringt inzwischen einige frühere schmerzliche Trennungen von Freundinnen, mit denen er durchaus zusammenbleiben wollte, auch damit in Zusammenhang, dass die Partnerinnen sich als »Objekte« benutzt fühlten. Er möchte an der erotisierten Bindung an die Mutter, die ihn regelmäßig in ihr Strumpfritual einbezog, noch weiter arbeiten. Die Autoritätskämpfe in Verbindung mit Drohungen und Prozessen gegen den Bauherrn haben sich durch den Kauf einer im Bau befindlichen Praxis noch einmal verstärkt, flauen jetzt aber ab. Ärztliche Praxis und Baukontrolle samt Konflikten dazu haben ihn in so tiefe Erschöpfungszustände geführt, dass jetzt eine definitive Wendung zu einem geruhsameren Leben erfolgt. Er stand früher in einer unlösbaren Konkurrenzsituation zum Vater, sagt, er habe mit Patienten »das freundliche Kasperle« gespielt, nur um die Patientenzahl zu erhöhen; er habe gearbeitet »wie aufgezogen zwischen Größenwahn und Nichtigkeit«. Er genießt jetzt mehr seine wachsende ärztliche Kompetenz und nimmt Abschied von einem übertrieben werbenden Verhalten, das ihm vor allem die klammernden Matronen eingetragen hatte.
Zu Beginn der sexuellen Beziehung mit seiner gegenwärtigen Partnerin hatten sie sich versprochen, HIV-Tests zu machen. Sie hat ihn

ohne Zögern machen lassen, er schiebt es seit zweieinhalb Jahren vor sich her, hat die »Mutprobe nicht bestanden«. Eine hübsche junge Patientin in seiner Praxis, die HIV-positiv war, habe ihm »den Boden unter den Füßen weggezogen«. Hinter den hypochondrischen Befürchtungen stehen Strafängste wegen der engen erotischen Bindung an die Mutter. Der Vater veranstaltete in der Pubertät des Patienten peinliche Zimmerkontrollen und entdeckte triumphierend-tobend-verächtlich eine Damen-Strumpfhose, ein Beutestück des Jugendlichen, das er für nicht entdeckbar versteckt gehalten hatte. Die fanatischen Kontrollaktionen des Vaters dürften, vollkommen unbewusst, auch mit der für ihn prekären ödipalen Situation zusammenhängen.

Behandlungsverlauf

Das Leben des Patienten ist ruhiger geworden. Nachdem er einige Monate wie in einem kämpferischen Aufbegehren nur noch vierzehntäglich kam – er wollte mir sicher auch zeigen, wie selbstständig er inzwischen war, aber auch etwas von seiner Verachtung agieren –, kommt er jetzt wieder wöchentlich und sagt: es sei so gut, »an einem älteren Mann zu riechen«, was mich zuerst etwas befremdete, aber dann ergänzte er lachend: »Ja, ich meine neben ihm sitzen und reden.« Sein Vertrauen ist gewachsen, und er fühlt sich durch seine Zuneigung zu mir nicht mehr bedroht, sondern bereichert und beschenkt.
In der Beziehung zum Vater gibt es bedeutsame Veränderungen: Während der Patient früher alles Historische, Militärische, auf die NS-Zeit Bezogene weit von sich wies, sitzt er jetzt voller Spannung vor dem Fernseher, wenn Sendungen über den Russlandfeldzug, Krieg, Wehrmacht oder Waffen-SS kommen; er stellt dem Vater vorsichtig Fragen (Wehrmachtsarzt in Russland), forscht über den Großvater, der in Stalingrad war und auf dem Weg in die Gefangenschaft starb. Er stellt fest, dass der Krieg und Hitler das Familienschicksal prägten und er nicht mehr wegsehen möchte, um die Auseinandersetzung mit dem Vater zu vermeiden. Früher hatte er mich für mein NS-Engagement und mein historisches Interesse verspottet.

Wenn das Vaterthema auftaucht, sieht er manchmal aus wie ein fünfzehnjähriger Junge. Das ist etwa die Zeit, als er ins Internat musste, in der er aber auch die Bindung an den Vater enttäuscht aufgab, weil der zu streng, zu altmodisch, zu verständnislos war. Zur Stabilisierung in mehreren Konfliktbereichen, die ihn immer wieder quälen können, ist noch eine weitere therapeutische Arbeit erforderlich.

Prognose und Indikation

Die Therapie könnte in Lauf des nächsten Jahres beendet werden, ist aber dabei, sich, etwa am Vaterthema, noch zu intensivieren in der emotionalen Dichte der Beziehung zum Therapeuten. »Falls wir noch mehr Stunden als die vielleicht genehmigten 20 Stunden brauchen, bezahle ich halt wieder selbst, ich brauche Sie noch«, sagt der Patient. Er kommt dann in lockerem Rhythmus für einige Jahre.
20 Stunden genehmigt.

4.

Vom Unglück einer Trennung und dem Zwang zur Reifung

Bericht zum Erstantrag auf analytische Psychotherapie

Spontanangaben

Die Patientin berichtet unter sehr starkem Weinen von totaler Niedergeschlagenheit, seit ihr Mann vor einigen Monaten die Trennung angekündigt habe nach fast zwanzigjähriger Ehe. Es stellt sich allerdings heraus, dass auch sie sich mit einem Teil ihrer selbst während und nach einer langen Psychoanalyse von ihm innerlich entfernt hat und sich nicht mehr alle Verstrickung selbst ankreidet. Hoffnung, Loyalität und ein starkes Überich lassen sie aber wünschen, es komme alles wieder in Ordnung.
Die Patientin lässt sich etwas poetisch vielleicht so charakterisieren: eine Pflanze, der es angesichts des harten Bodens enorm schwer fiel, ans Licht zu kommen und ihre mitunter leuchtende Gestalt zu finden:
Vater und Mutter erzogen, ohne selbst Nazis zu sein, ungefähr nach den Prinzipien der NS-Pädagogin Johanna Haarer (»Die deutsche Mutter und ihr erstes Kind«): schreien lassen, nicht weich werden, nach der Uhr füttern, notfalls den Willen brechen.
Die Familie (Vater zunächst Malermeister, dann untere Laufbahn in einer Behörde; eine jüngere Schwester) blieb zeitlebens in einer 52-qm-Wohnung wie die vierköpfige Ursprungsfamilie. Die Patientin schlief bis zum 16. Lebensjahr im Schlafzimmer der Eltern. Der Vater wollte ihr den Besuch des Gymnasiums verbieten, die Mutter (Putzmacherin) setzte sich mit ihrem an die Tochter delegierten Bildungs-

drang durch. Der Vater verbot dann auch das Studium, also wählte sie als Kompromiss eine Buchhändlerausbildung, die sie abbrach. Der Vater untersagte dann auch den Besuch der Fachhochschule trotz bestandener Aufnahmeprüfung. Danach resigniert Bibliothekarsanwärterin, was sie als »geistigen Tod« bezeichnet, dann endlich Flucht ins Studium, das sie selbst finanziert. Hier endlich ein geistiges Aufblühen mit sehr hoher Leistungsmotivation.
In den Achtzigerjahren Heirat mit einem »Sohn aus bester Familie«, »extrem muttergebunden«; hoher Einsatz für ein gedeihliches Familienleben, nach zwei Jahren eine Tochter.
Die große Einsamkeit als Kind in der Familie war gemildert durch den ihr ganz zugewandten Großvater, der starb, als sie vier war. Seine bedrohliche Krankheit wurde ihr lange nicht mitgeteilt, sodass der Tod als plötzliche Katastrophe kam. Vermutlich hatte sie ihre erste depressive Phase als vierjähriges Kind, weil ihr niemand half zu trauern.
Als ihre Tochter vier wird, kam der erste Zusammenbruch mit starken psychosomatischen Reaktionen. Sie suchte und fand Hilfe in einer langen Psychoanalyse, die sie wachsen und reifen lässt und sie zu großen beruflichen Erfolgen zuerst als Dramaturgin, später als Regisseurin führte.

Lebensgeschichtliche Entwicklung und Anamnese

Frühe Vereinsamung inmitten einer überfüllten, auf Bravheit ausgerichteten Wohnung ohne jeden Rückzugsraum. Der Tod des Großvaters als Trauma, das bei jeder Trennung aktiviert werden kann. Von daher auch der Schock, als ihr Mann die Trennung »ankündigt«. Langer, erzwungener Aufenthalt im partiell falschen Selbst, weil über Gefühle und Ansichten weder zu Hause noch in der Ehe gesprochen wurde und eine Emanzipation vom elterlichen Lebenskreis lange Zeit tabu war und in Form von Ausbruchsschuld anhaltend quälend war.
Es lässt sich von einem von Gewalt (harte Prügel von beiden Eltern) durchzogenen symbiotischen Schneckenhaus sprechen. Sie erinnert sich an Verlassenheit im Kinderbett, hilfloses Weinen und ohnmäch-

tige Wut, an von ihr in der Wut zerrissene Vorhänge, bis schließlich nach der Auflehnung Resignation und Bravheit kamen.
In der Ehe war wieder Anpassung an gesellschaftliche Standards gefordert, »ich sollte Aufziehpüppchen sein«. Sie hoffte jedoch zäh und mit viel Einsatz auf »Koevolution« (Jörg Willy), die aber nicht erfolgt, der Mann bricht eine begonnene Analyse nach wenigen Monaten ab und bezeichnet Psychoanalyse und besonders ihre laufende Analyse und Entwicklung seither als destruktiv.
Da über Gefühle auch hier nicht gesprochen werden kann, kam es zu erneuten Somatisierungsschüben: verschiedenste Körperschmerzen, Entzündungen, Erkältungen, Schwächegefühle, Weinkrämpfe usw. Für den Mann wird sie zur »Nervensäge«. Sie betont allerdings auch, dass sie durch die Analyse weniger »handlebar« wurde und auch Kritik übte. Es klingt so, als habe sie der Ehe anfangs gut die Hälfte der Therapieergebnisse zum Opfer gebracht.
Die beruflichen Erfolge bilden lange Zeit eine Stabilisierung. Es kommt zu einer schmerzhaften Diskrepanz zwischen beruflichem Vorwärtskommen und lähmender Stagnation in der Ehe.

Psychischer Befund

Die Patientin ist hoch motiviert, die eigene frühere Analyse bildet ein gutes Fundament, dessen Ernte aber nicht wirklich eingebracht wurde, weil sie die Gefahr der Trennung in sich enthielten. Da nun die Trennung vollzogen ist und der Mann während unserer Erstgespräche auszog, können die Affekte freier wahrgenommen und ausgedrückt werden. Die Patientin schwankt zwischen »Frühlingserwachen« (hat inzwischen einen offensichtlich sehr sensiblen Freund; der Ehemann schon seit eineinhalb Jahren eine Freundin) und tiefer Verzweiflung und einer Bilanzdepression: Scheitern, Versagen, Zerstörung des Nests für die 15-jährige Tochter, die den Vater liebt, aber schon seit längerem für eine Trennung plädiert.
Die Patienin steht am Beginn eines affektiven Emanzipationsprozesses, denn es ist deutlich, dass der Mann (wie auch umgekehrt sie) eine Fülle von Übertragungen auf sich gezogen hatte, die es nun durchzuarbeiten gilt. Sie erlebt Selbst-Werden teilweise wie eine

zerstörerische Schuld und hat Mühe, das kreative Moment in ihren Krisen zu sehen.

Psychodynamik der neurotischen Erkrankung

Eine eingeschränkte emotionale Entwicklung und die Einschränkung von Autonomie und konfliktfähiger Interaktion führte früh zu Vereinsamung und mühsam unterdrückter Wut, die sich immer wieder in starken Somatisierungen äußert. Der Tod des Großvaters als einzigem »Schutzpatron« des kindlichen Selbst wird traumatisch erlebt und führt eher zu kindlicher Depression als zu einer Verarbeitung in Trauer. Die Eltern fühlten sich »bedroht« durch ihre große Liebe zum Großvater und die depressive Reaktion auf seinen Tod. Dadurch verblieb im Untergrund ein latent traumatisches Potenzial von Reaktionen auf Trennungen. Dieses wird aktiviert durch die Trennung des Mannes, auch dann, wenn die Patientin selbst längst emanzipative Prozesse und Trennungsfantasien in Gang gesetzt hat. In ihrer Psychodynamik ist sie das Opfer, das verlassene Kind, das sich zudem schuldig fühlt. Laut Albert Pesso hält ein Kind den zum Zeitpunkt des Traumas vorherrschenden stärksten Affekt für die Ursache der Katastrophe. Sie hätte also durch ihre übergroße Liebe sich das Unglück selbst bereitet. Außerdem glaubte aber das Kind wohl, es hätte nicht genug getan, um den Großvater vor dem Tod zu retten. Die starke Liebe zu ihrem neuen Freund ist ihr also selbst wieder Quelle einer unheimlichen Bedrohung, weil sie fürchtet, ihn durch das Ausmaß ihrer dankbaren Zuneigung zu vertreiben. Sie lebt also zwischen zwei Katastrophen: einer bereits eingetretenen und einer befürchteten, und das führt sie immer wieder an den Rand der Panik.

Diagnose

Depressive Reaktion auf eine Trennung mit begleitender Panik wegen einer neuen Liebe. Schuldgefühle hinsichtlich des Scheiterns der Ehe und Schuldvorwürfe wegen Emanzipation und Erfolg.

Behandlungsplan

Tiefenpsychologisch fundierte Psychotherapie, einstündig.

Prognose

Hohe Motivation und Konflikt- bzw. Krankheitseinsicht. Prognose günstig, kann auf Analyse aufbauen.
(Beantragt 50 Stunden, genehmigt)

Bericht zum Fortsetzungsantrag

Wichtige Ergänzungen

Die Trennung vom Ehemann ist einigermaßen überstanden, es sind aber bis in die jüngste Zeit Träume über ihn durchaus zärtlicher, aber ebenso ängstigender Art möglich. Gelegentlich verhält sich der Ehemann jetzt so, dass sie von Hass und Verachtung überschwemmt wird, besonders wenn sie das Gefühl hat, dass er ihre Rolle als Mutter nicht würdigt und dabei doch die eigene Vaterrolle nicht solidarisch wahrnimmt.
Es stellte sich immer deutlich heraus, dass sie zwei Selbstanteile lebt: einen fröhlichen, kreativen, andere Menschen auch mitreißenden Teil, der zu ihrem beruflichen Erfolg führt, und einen verzweifelten, depressiven, von heftigem Weinen geschüttelten Teil, der sie unvorhersehbar überfällt und den sie fürchtet.
Die Depression kreist noch immer um den Tod des Großvaters, den sie traumatisch erlebt haben muss, nicht zuletzt deshalb, weil von den Eltern, die eifersüchtig waren, keinerlei Hilfe kam. Ihre übergroße Liebe führte im Unbewussten nicht nur zum Tod des Großvaters, sondern auch zum partiellen Verlust der Liebe der Eltern. Mit dem Trauma verbunden sind allerdings auch der Jähzorn und die Prügel durch den Vater, vor denen sie durch die Mutter nicht geschützt wurde.

Das Trauma konnte in der langen Ehe auch dadurch aktiviert werden, dass die prominente Schwiegermutter ihr signalisierte (und damit den Ehemann auch ansteckte), dass die Schwiegertochter nicht standesgemäß sei; und ebenso drängen sie Verstimmungen mit ihrem neuen Freund oft in die Nähe einer traumaähnlichen Verzweiflung, wobei sie sich immer wundert, dass der Freund sie nach einer Verstimmung wieder seiner Liebe versichert. Erst langsam gelingt es ihr, zwischen Verstimmung, Traurigkeit, Erschöpfung auf der einen und Trauma auf der anderen Seite zu unterscheiden.

Ergänzungen zur Psychodynamik

Die wachsende Klarheit beim Verstehen der Gefühle erlaubt eine differenzierte Betrachtung einzelner Situationen. Das war im Lauf ihres Lebens dadurch erschwert, dass sie gegenüber belastenden Situationen eine rettende, aber auch verhärtende, an Erstarrung grenzende Haltung des »Ihr könnt mich gar nicht erreichen!« einnahm. Es gelang ihr tatsächlich, sich in gewissem Umfang gegen Schmerz zu immunisieren. Dies hatte sie geübt an den Prügelszenen mit dem Vater. Sie wurde dann gefühllos bei gleichzeitigem Erleben des schmerzhaften Triumphs über ihn. Umso größer war dann später die Furcht vor den unvorhersehbaren Einbrüchen der Affekte von Verzweiflung und Depression, denen sie hilflos gegenüberstand. Diesen Mechanismus aufzulösen bedarf es noch weiterer Arbeit.

Bisheriger Therapieverlauf

Ein großer Teil der Arbeit bestand im Durcharbeiten von affektiven Situationen, bei denen sie entweder, zu ihrem eigenen Schmerz, erstarrt war oder in oder nach denen sie von Gefühlen überschwemmt wurde. Es gelang, diese Schwankungen auch in die Übertragung zu bringen, sodass sich in den Stunden drei verschiedene Gefühlszustände herauskristallisierten: die überschäumende, ansteckend fröhliche Theaterfrau; die erstarrte Person, die teilnahmslos von emotionalen Katastrophen berichten konnte; und die vom Weinen ge-

schüttelte Frau, hinter der unmittelbar das Kind zu sehen war, das ein großes Unglück nicht fassen konnte. Alle Zustände konnten fast übergangslos ineinander überwechseln.
Der nahende Tod der Mutter in einem sie entsetzenden Pflegeheim in ihrer fernen Geburtsstadt aktivierte vor allem das Schuldgefühl des parentifizierten Kindes: dass sie die Mutter nicht selbst pflegen konnte, weil die Lebensrealität absolut dagegensprach. Bearbeitet werden konnte auch ein großer Teil der Ausbruchsschuld; sie hatte sich durch ihren Bildungsweg weit (auch räumlich) von der Ursprungsfamilie entfernt, während die Schwester ganz in der Nähe der Eltern geblieben war.

Ergänzung zur Diagnose

Aufgrund der Spaltungen ließe sich auch von einer milden Borderline-Struktur sprechen, die aber teilweise von einem enorm leistungsfähigen Ich zusammengehalten wird. Um diese haltende Struktur des Ichs zu stärken, bedarf es weiterer Stunden, voraussichtlich 50, im jetzigen Schritt werden 30 beantragt.
Der Behandlungsplan bleibt konstant: eine Wochenstunde, vor allem mit dem Ziel, innerhalb der Stunden die Stimmungsschwankungen aufzufangen und deren Auslösesituationen zu untersuchen. Die Beziehung zum Therapeuten ist stabil und ein starkes Element der Zuversicht.

Prognose günstig (30 Stunden genehmigt)

Bericht zum 2. Fortsetzungsantrag

Wichtige Ergänzungen zum Erstantrag und zum 1. Fortsetzungsantrag

Mit dem heutigen Wissen über die Patientin hätte ich sicher von Anfang an analytische Therapie beantragt. Da sie aber bereits sechs Jahre Analyse hinter sich hatte, nahm ich an, 100 Stunden Therapie würden reichen. Dies ist auch denkbar, doch lässt es sich noch nicht sicher abschätzen, was in den verbleibenden Stunden zu leisten ist.

Über die Borderline-artigen affektiven Zustände habe ich im 1. Fortsetzungsantrag berichtet. Diese haben sich gemildert, aber es kommt immer noch vor, dass die Patientin wie ein Kind abrupt vom Weinen ins Strahlen und umgekehrt übergeht. Allerdings scheint es, dass diese Affektbrüche sich inzwischen weitgehend auf die Therapiestunden beschränken, sodass sie in ihrem sozialen und beruflichen Leben davon nicht mehr stark behelligt wird. Die Stunden stellen einen Container dar, in denen sich die Turbulenzen ereignen können, und die Spuren der Brüche lassen sich dann zurückverfolgen zu den traumatisierenden ursprünglichen Situationen. Der Tod der Mutter hat noch einmal heftige Trauer, aber auch eine hasserfüllte Ambivalenz hervorgerufen, und dadurch wurde auch der Verlust des absoluten Schutzpatrons ihrer Kindheit, des Großvaters, noch einmal aktiviert. Anhand eines aktuellen Traumes möchte ich den jetzt und spät in die Therapie eintretenden Konflikt deutlich machen.

Sie träumt: »Die Mutter, ihre Schwester und sie sitzen in einem kleinen und ramponierten Auto. Die Kinder sitzen vorn, aber die Mutter steuert von hinten. Da wird die Mutter nach langer Reise ohnmächtig und fährt den Wagen in den Graben, die Mädchen versuchen die Mutter durch leichte Ohrfeigen wieder wach zu machen.« Es wird eine nie angeschaute partielle Familiendynamik (der Vater ist ausgeklammert, fehlt) sichtbar: Die Mädchen studieren, sind der Mutter schon auf der Eingangsstufe der Oberschule in manchem geistig überlegen, aber die Machtstruktur ist bei der Mutter, obwohl ihre wachsende Inkompetenz nicht zu übersehen ist. Unter Weinen berichtet die Patientin, dass die Schwester und die Patientin unablässig darum rivalisiert haben, wer manches besser kann als die Mutter (sie ist Schneiderin) und wer die Mutter deutlicher überholt. Die Mutter hatte die Mädchen (gegen den Rat des Vaters) als ihre talentierten Schmuckstücke auf die berufliche Rennstrecke geschickt, wollte aber alles steuern. Durch den Traum erhält die Patientin erstmals in verzweifelter Weise Zugang zu ihrem geistigen und beruflichen »Rennstrecken«-Dasein und ihrer ständigen Überforderung und ein Leben am Rande der Erschöpfung. Der Konflikt tritt deshalb so spät in Erscheinung, weil ihre Leistungsfähigkeit als begabte Regisseurin gleichzeitig ihre Rettung aus der Familienenge war und weil alle von ihr bearbeiteten Gebiete sie faszinieren und sie eigentlich keines opfern will.

Das begabte Ich, widersprüchlich motiviert von den narzisstischen Bedürfnissen der Mutter wie von ganz eigenen Interessen, wurde zum Rettungsanker vor den Abgründen des frühen Kinder- und Jugendlichenschicksals. Deshalb wurde es aber auch bisher kaum thematisiert, weil es der sicherste Halt im Leben ist. Das Problem wird also sein, ob die aufgebrochene Einsicht ausreicht, um statt des 12- bis 14-Stunden-Tages ein anderes Gleichgewicht zu finden. Denn auch ihre Umgebung rechnet inzwischen permanent mit ihrer schier unerschöpflichen Belastbarkeit. Der Traum bringt gleichzeitig einen emotionalen Einblick in die massiv verleugnete Abgründigkeit der nach außen extrem biederen Kleinbürgerfamilie.

Ein starker Halt ist ihr Freund, mit dem sie inzwischen nicht mehr ihre heftigen Borderline-Abstürze bei der kleinsten Unsicherheit in seinem Verhalten verbindet. Die Beziehung stellt eine außerordentliche Stabilisierung dar, sodass sie es jetzt zu wagen scheint, das »Rennstrecken«-Problem anzuschauen. Es ist verbunden mit der sehr schmerzhaften Einsicht, dass ihre Entfernung von der Mutter und deren Tod eine so elementare narzisstische Verbindung noch nicht abgelöst haben und dass sie sich sowohl durch die Übernahme von Delegationen wie durch den Trotz gegen die beengende Bindung noch gebunden sieht.

Die kraftvolle Persönlichkeit der Patientin, die überstandene Trauer um die Mutter, die gelassene Rückschau auf die Trennung vom Ehemann wie das staunende und dankbare Wahrnehmen der Reifung der Tochter (17) lassen die vorsichtige Hoffnung zu, dass die Patientin

mit den verbleibenden Stunden und der Therapie-Grenze zurechtkommt.
Zur Ergänzung der Diagnose ist zu sagen, dass die Borderline-artigen Affektstürme der Patientin sicher lange Zeit so bedrohlich vorkamen, weil beruflicher Ehrgeiz das zentrale Sicherheitsseil in ihrem Leben war. Gleichzeitig bedeuten sie aber vermutlich Warn- oder Protestzeichen, die jedoch bisher nicht verstanden werden konnten. Die erste Analyse fällt, wie mir erst jetzt deutlich wird, in die Zeit des beruflichen Aufstiegs (neben der allmählichen Emanzipation vom Ehemann), der sozusagen analytisch nicht infrage gestellt werden sollte. Erst das erreichte berufliche Plateau erlaubte vielleicht die Entschlüsselung der narzisstischen Funktion einer gewissen Selbstausbeutung.
20 Stunden genehmigt.

5.

Ein Zwilling im Schatten des anderen

Bericht zum Erstantrag für analytische Therapie

Spontanangaben

Die Patientin hatte angerufen, um sich mit mir in einem oder zwei Gesprächen eine Orientierung über ihren gegenwärtigen Lebenszustand zu erarbeiten, auch hinsichtlich der Frage, ob und wenn welche Psychotherapie sie noch einmal ins Auge fassen sollte. Sie erscheint geschmackvoll gekleidet und wirkt zugleich forsch und ein wenig devot, sodass ich denke: Leicht ist sie nicht in ihrem Kern zu erreichen. Damit sind wir schnell beim Grundproblem: sie berichtet über ihre wenige Jahre zurückliegende beinahe 20-jährige Ehe, in der sie einen arbeitslosen Mann, der sie schlug und betrog und finanziell ausbeutete, »durchgezogen« habe, »ohne sich wehren zu können«, außer mit »verbalem Gift«.
Während sie als Lehrerin den Lebensunterhalt verdiente, sei er in den verschiedensten Sportwagen durch die Gegend gefahren. Sie sei aber bewacht gewesen wie in einem Gefängnis. Dieses Leid sei noch nicht wirklich verdaut, obwohl sie sich in ihrer neuen Ehe mit einem Arzt durchaus wohl fühle, auch wenn er eher zwanghaft und dickköpfig sei und sie selbst öfter fast ausraste vor Zorn. Diese verbale Gewalttätigkeit sei ihr ein Problem. Sie nennt sich »oft sehr depressiv«, aber doch dauernd unter Hochspannung, unruhig, und von verschiedenen psychosomatischen Beschwerden geplagt, unter anderem Schlafstörungen und Panikanfälle, Verstopfung, Harnwegsentzündungen.

Psychischer Befund

Sie klagt, dass sie in ihrem ganzen Leben nie eine wirkliche Freundin gefunden habe, Schulfreundschaften seien immer rasch zerbrochen. Dies führt mich direkt zur Beziehung zur Mutter, und wie sich herausstellt, zu einer Zwillingsschwester, die immer die vitalere und bevorzugte gewesen sei. Sie versuchte zwar in Sportgruppen (Tennis, früher Drachenfliegen!) Anschluss zu finden, auch im Kollegium, aber es klappte nicht oder nur oberflächlich.
Ihr psychischer Befund ist außerdem verknüpft mit dem ambivalenten Ergebnis einer mehrjährigen Psychoanalyse im Anschluss an die stationäre Behandlung in einer psychosomatischen Klinik. Sie spricht einerseits dankbar von der lebensrettenden Wirkung der Analyse (»selbstbewusst geworden, Zwänge gebessert, Weiblichkeit mehr akzeptiert«); andererseits kommt es zu einem gewaltigen Ausbruch von Wut und Verzweiflung, als ich sie (bei einer Folge-Therapie routinemäßig) zu dem früheren Therapeuten auf dem leeren Stuhl sprechen lasse, um emotional zu bilanzieren: Er sei wie ein Denkmal mit einem nie belebten Pokergesicht gewesen; sie sei auf dem Sessel fast eingegangen; sie sei emotional verarmt, habe sich aber nicht hinlegen dürfen. Sie habe sich wie im Gefängnis gefühlt und keine Fähigkeit zur Gegenwehr gehabt.
Selbst wenn ich 50% als sehr subjektive Sicht abziehe, handelt es sich um eine Mischung aus Dankbarkeit (»er war zuverlässig«) und Retraumatisierung, analog der elterlichen Unzugänglichkeit für die Patientin.
Sie hat danach bei mehreren Therapeuten Hilfe beim Abschied vom Analytiker gesucht und starke Wünsche, aufgefangen zu werden, entwickelt. In ihrer Verzweiflung hat sie sich auch an das Zentrum für Psychiatrie in X gewandt, es scheint aber nicht geklappt zu haben. Ihre Frage ist im Grunde: ob sie noch einmal das Risiko von Psychotherapie eingehen solle.

Somatischer Befund s. Konsiliarbericht

Biographische Anamnese

Ihr Leben ist überschattet von der Geburt als schlechthin unerwünschte Zwillingsschwester: Die Eltern scheinen eine Aufspaltung vorgenommen zu haben in ein gutes und ein böses Kind, was die Mutter später auch bestätigt habe. Die Patientin habe die Mutter immer als kalt und vorwurfsvoll erlebt, den Vater als schwächer, aber oft blind und sadistisch auf sie einprügelnd. Sie habe gleich das erste Schuljahr im Gymnasium aus verschiedenen Gründen wiederholen müssen, möglicherweise versagte sie aus Trotz und Verzweiflung wegen ihrer Schattenexistenz neben der strahlenden Schwester. Sie sagt tief traurig: Sie habe nie eine Mutter gehabt. Besonders hat sie getroffen, dass es kein Interesse für ihr Begabung gab: künstlerische, kunsthandwerkliche und andere Fähigkeiten. »Die kindlichen Produktionen wurden verachtet.« Trotzdem habe sie den Eindruck gehabt, dass sie für den »Ruhm« der Eltern habe arbeiten müssen. Ein Traum von ihr sei immer gewesen, Rennfahrerin zu werden. Aber aus Geldmangel sei sie schon nach der mittleren Reife von der Schule abgegangen und Hauswirtschaftslehrerin geworden. Schon bald war sie überarbeitet, hatte Schwierigkeiten in verschiedenen Klassen, denen sie hilflos ausgeliefert war, und wurde deshalb ein Jahr krankheitshalber beurlaubt.

Eine positive Wendung habe ihr Leben unter anderem mit der Beziehung zu ihrem jetzigen Mann genommen, sie unternähmen viel zusammen und könnten miteinander reden. Sie genieße seine Wertschätzung.

Frühere sexuelle Probleme (darüber weiß ich noch wenig) hätten sich gelichtet (ich nehme an, mit ihrem früheren Mann und der von Bosheit und Gewalttätigkeit durchzogenen Abhängigkeit); auch das Alkoholproblem sei unter Kontrolle, trotzdem trinke sie mit ihrem Mann abends immer Wein.

Sie ist nach 34 vollen Dienstjahren vorzeitig pensioniert worden (Berufseintritt mit 20 Jahren!), habe aber immer genug zu tun, fast zu viel, und fühle sich oft voller Hektik und in Hochspannung.

Psychodynamik

Die eben erwähnte Hektik und ihr Redegang spielt auch bei ihren vergeblichen Versuchen, Freundinnen zu finden oder im Freundeskreis voll akzeptiert zu werden, eine Rolle. In ihrem kindlichen Schattendasein und der familiären Isolierung scheint sie keine emotional annehmbare Form von Kontakten gelernt und gefunden zu haben. Der Preis von Zuneigung und Liebe war Demütigung und Unterwerfung, ja Hörigkeit. Sie wusste jahrelang, dass sie sich trennen müsste von ihrem ersten Mann, hat es aber nicht geschafft, mit der Folge: Zuflucht in Alkohol und Tabletten und vermutlich sexuelle Verweigerung. »Ich bin nicht liebenswert« ist das Grundmuster ihres Lebens, der Rest war Anstrengung, Bettelei und unkontrollierte Ausbrüche von Verzweiflung, für die sie dann bestraft wurde.
Schon als Kind kannte sie Todesfantasien und Todessehnsucht, konnte aber mit niemandem über ihre Lage sprechen. »Bei uns wurde überhaupt nicht geredet.« Sie setzte sich in den bisherigen Probestunden auch nicht auf den Sessel mit gegenüber, sondern recht nahe auf die Couch: »Ich will näher bei Ihnen sein«, es wirkt einerseits zutraulich, aber nicht distanzlos; dient aber wohl auch zur besseren Kontrolle, und um, wie sie sagt, einem allzu direkten Kontakt auszuweichen. Gleichzeitig krümmt sie sich zusammen und legt die Arme schützend um den Kopf, wie um sich vor Schlägen zu schützen, die bei der Nähe zu einer Vaterfigur drohen. Später ergänzt sie: »um nicht zu zerspringen«.
Sie hat ebenfalls Ängste, dass sich eine finanzielle Ausbeutungssituation mit ihrem Mann, den sie liebt, wiederholen könnte: Er hat seine Arztpraxis ganz umgestellt auf alternative Behandlungsmethoden und verdient zunächst sehr wenig. Dieser mögliche Albtraum bildet den Hintergrund einer an sich tragenden liebevollen Beziehung. Die elterlichen Introjekte sind noch in einem bedrohlichen Zustand. Da die Mutter in der Nähe wohnt, wird diese Instanz durch lieblose Kritik immer wieder neu aufgeladen. Sie berichtet, erst beim Erzählen erstaunt, dass sie sich verpflichtet fühle, zusammen mit Mutter und Schwester im kommenden Sommer eine Urlaubsreise zu machen, obwohl ihr davor graue.
Leider scheint es so, dass neben der Dankbarkeit dem Analytiker

gegenüber dieser partiell ebenfalls als feindseliges Introjekt überlebt hat, das ihr Versagen in der Analyse vorwirft. Sie überlegt, ob sie ihm einen bilanzierenden Brief schreiben solle, um sich nach längerer Pause endlich von ihm trennen zu können.

Diagnose

Depression mit Panikattacken, narzisstische Kompensation, Verlassenheitsgefühl und Gefühl einer großen inneren Leere und Wertlosigkeit trotz vielfältiger künstlerischer Tätigkeiten und Sport.

Behandlungsplan

Zweistündige Analyse im Sitzen, weil sie vorläufig im Liegen die Beziehung entweder verlieren oder sie in bedrohlicher Weise als gefährlich oder negativ erleben würde. Sie selbst hat mir schriftlich einige Wünsche oder Hoffnungen an die Analyse notiert: »Möchte mich gern haben können«, »Beziehungen nicht zerstören müssen«, erfreuliche »Gefühle haben dürfen«, (dies als Antwort auf die frühe Situation: »Freude wurde immer zerstört«); »noch bessere Kontrolle über Alkohol«; »innere Ruhe statt Hektik finden«, »möchte gerne eine Frau sein«.

Prognose

Günstig, aber längere Arbeit nötig; äußere Lebenssituation tragfähig, Motivation hoch; keine wahnhaften oder suizidalen Tendenzen; Fähigkeit, zwischen erwachsenen und regressiven Zuständen zu pendeln. Hohe kunsthandwerkliche und künstlerische Begabung als Halt und Entfaltungsmöglichkeit gegeben.
Erbeten: 160 Stunden, genehmigt 80.

6.

Von NS-Zeit und Krieg

Bericht zum Antrag auf tiefenpsychologisch orientierte Psychotherapie nach einer Kurztherapie bei einem anderen Kollegen

Spontanangaben

Die Patientin, Ende sechzig, wandte sich in einem längeren Brief an mich, in dem sie, ausgelöst durch die Lektüre meines Buches »Dabei war ich doch sein liebstes Kind. Eine Psychotherapie mit der Tochter eines SS-Mannes«, Ähnlichkeiten im Lebensschicksal betont mit dem Unterschied, dass ihr Vater Ortsgruppenleiter und fanatischer Nazi gewesen sei, der sich 1941 freiwillig an die Ostfront meldete und seit 1945 als vermisst gilt. Die gerade abgeschlossene Kurztherapie von 25 Stunden habe ihr geholfen, ihre depressive Reaktion und die Panikzustände nach der Trennung von ihrem mehrjährigen Lebensgefährten zu mildern. Der Therapeut habe ihr aber empfohlen, sich wegen der NS-Problematik an mich zu wenden.
Zur Frage, was sie jetzt veranlasse, eine tiefenpsychologische Therapie zu suchen, berichtet sie: Sie werde von bedrohlichen, aber kaum festhaltbaren Träumen erschreckt, die sie tagelang verwirren können. Diese Verwirrtheit führe zu starken Ängsten, eine ähnliche Krankheit wie ihre Mutter zu entwickeln, die in ihrem jetzigen Alter an einer Gehirnatrophie gestorben sei. Seit einer kurzen Nachtherapie nach einem Aufenthalt in einer psychosomatischen Klinik vor über zehn Jahren sei ihr bisher idealisiertes Vaterbild unter den Fragen einer Therapeutin »vom Sockel gestürzt« worden, was zu Depressionen führte. Sie habe sich aber bisher nicht getraut, dieses Thema wirklich anzugehen.

Sie bringt die Träume mit einer tiefen Beunruhigung über das Wesen des Vaters, ihre Verlassenheit, die verdeckten Spannungen zwischen den Eltern und vor allem mit einer Begegnung mit dem Bruder (fünf Jahre jünger) vor kurzer Zeit in Verbindung. Der Bruder hatte gereizt und strafend auf ihre Beschäftigung mit dem gefallenen Vater reagiert, ebenso auf meine vorsichtige Kritik am Vater, dass er die Familie verlassen habe, um in den Krieg zu ziehen.

Lebensgeschichte und Anamnese

Dominant sind im Bericht über die Herkunftsfamilie die tiefe Spaltung zwischen der katholisch-abwehrenden Haltung der Mutter gegenüber Hitler und der fanatischen NS-Haltung des Vaters, an die sich die Mutter zeitweise äußerlich angepasst habe (aber vermutlich mit Schuldgefühlen). Die gleiche, schwer erträgliche Spaltung habe dann in der Schule zwischen NS-Lehrern und den Pfarrern aus dem Religionsunterricht geherrscht. Die Folgen waren: Verwirrung, Orientierungslosigkeit und Schuldgefühle nach beiden Seiten.

Die Patientin hat früh geheiratet, drei Kinder großgezogen, auf deren Entwicklung sie stolz ist, und sich nach 30 Jahren scheiden lassen, als die Kinder das Nest nicht mehr brauchten. Vermutlich war das Gefühl von Sicherheit und Orientierung das stärkste Motiv der langen Dauer der Ehe, aber auch der Wunsch, den Kindern die Familie zu erhalten.

Die Mutter wird als schwach und angepasst, aber mit heimlichem Widerstand geschildert, der Vater als jähzornig und prügelnd, neben anderen, auch positiven, Eigenschaften. An ihn scheint sie sich viel stärker angelehnt zu haben, zumal sie die Mutter als ablehnend schildert. Umso schlimmer scheint der Verlust des Vaters gewesen zu sein, wenn auch tief ambivalent erlebt. Denn der meldete sich eines Tages, für sie ganz unvorbereitet, an die Ostfront und fiel dort oder wurde vermisst.

Während der schwierigen Ehejahre stürzte sie in eine Depression und suchte Hilfe in einer vierjährigen Analyse. Dazwischen und davor lagen drei Klinikaufenthalte wegen schwerer Migräne, psychosomatischen Störungen und Herzproblemen.

Zur Milderung ihrer Verlassenheitsängste ging sie zwei Mal Beziehungen zu Männern ein, mit denen sie jeweils einige Jahre lebte und von denen der letzte, mit dem sie eine zweite Ehe schloss, elf Jahre älter als sie, wohl auch väterliche Züge tragen sollte.
Nach der Scheidung gelingt es ihr, sich eine selbstständige Existenz und Alterssicherung als Redakteurin bei einer spezialisierten Wochenzeitschrift zu erarbeiten, insgesamt acht Jahre, bis zu ihren Pensionierung, eine Tätigkeit, von der sie mit sichtlichem Stolz berichtet.

Psychische Entwicklung und psychischer Befund

Die tiefe Verstörung, die die unüberbrückbaren Spannungen in der Familie, Schule und im Übergang in eine »andere Zeit« (nach 1945) mit sich brachten, war lediglich deponiert, nicht bewältigt. Der Vater hielt als Ortsgruppenleiter die politischen Versammlungen im Wohnzimmer ab. Seinem »Jungmädel« schickte er noch aus dem Krieg mahnende und anfeuernde Briefe an seine »kleine Volksgenossin«, die, da diese die einzigen Beziehungszeugnisse waren, tiefe Wirkung hinterließen. Sie fühlte sich quasi fern-erzogen als gläubiges »Jungmädel«, wenn nicht gar fern-gesteuert, zumal sie den Vater als Helden verehrte, während im Untergrund der Hass auf den sie freiwillig verlassenden Vater glühte, der erst spät bewusst werden durfte. Latente Hassliebe galt der Mutter, die die Kleine als Mädchen nicht akzeptierte und sie vermutlich mehr dem Vater nahe stehend erlebte. Die Mutter war auf den Ehemann ob seiner Flucht in den Krieg vermutlich wütend oder auch depressiv verhärtet. Man könnte bei der Patientin auch von einer Überlagerung von kognitiver und emotionaler Dissonanz sprechen.
Die Familie lebte in der Nähe des Konzentrationslagers Flossenbürg. Die Patientin sah die Häftlinge täglich auf Außenarbeit marschieren. Es seien Schwerverbrecher, hieß es von Vaters Seite stereotyp auf ihre ängstlichen, neugierigen, verwirrten Fragen. Ein Onkel, Lebensmittelhändler, nahm sie mit, wenn er das Lager belieferte, sie musste dann am Tor warten. Umso niederschmetternder dann die Lagerbilder nach der Befreiung und der völlige Umbruch in der emotionalen und politischen Bewertung.

Psychodynamik

Während und nach den großen Jahrestagen seit 1985 (Kriegsende, KZ-Befreiungen usw.) erfolgte der Beginn von vertiefter Lektüre und Information durch das Fernsehen über die NS-Zeit. Das Thema bleibt aber noch verborgen hinter den Krisen ihrer Partnerschaft mit dem 11 Jahre älteren Manager, der NS-lastig geblieben ist. Gespräche über das Thema führten automatisch zu scharfen Streitereien. Der Mann, erfolgreich und beliebter »Salonlöwe«, den sie als strahlend erfolgreiche Person zunächst sehr liebte als den heimgekehrten Idealvater, war im Krieg Jagdflieger und später aktiv in der Gruppe seiner alten Fliegerkameraden gewesen. Wie den Vater hatte sie auch ihn lange idealisiert, bis ein Vorfall bei einem Kameradentreffen, bei dem er sie bei einer Kränkung nicht schützte, zu einer rapiden Abwendung führte.

Die letzten beiden Jahre sind gezeichnet von plötzlichen »Tränenfluten«, wenn ein Thema ihre unaufgearbeitete Geschichte berührt. Nachdem sie die letzte Trennung überwunden hat, scheinen die seelischen Energien jetzt ihrer Lebensgeschichte zuzufließen, auf die sie immer wieder zugunsten von Beziehungsharmonie verzichtet hatte und aus Angst vor dem Verlassenwerden. Stolz-trotzig sagt sie, sie wolle jetzt erst einmal allein leben, wenn sie die Angst vor dem Verlassensein aushalten könne. In ihrem Innern scheinen die elterlichen Introjekte noch im Kampf miteinander zu liegen. Orientierungswille und Verwirrung wechseln sich noch ab, wobei die Zustände von Verwirrung (nicht psychiatrisch) ihr wegen der Nähe zur mütterlichen Krankheit unheimlich sind. Sie zeigen aber wohl die fortbestehende Identifikation bzw. die unbewusst schuldhafte Abgrenzung von der Mutter auf.

Das Vaterbild scheint auf bedrohliche Weise gespalten. All dies übersteigt bis zum aktuellen Zeitpunkt die integrativen Ichleistungen und wird im Unbewussten, in Träumen und in depressiven Anfällen ausgetragen.

Neurosenpsychologische Diagnose

Depressive Verstimmungen mit panikähnlichen Zuständen, Stimmungslabilität.

Behandlungsplan

Tiefenpsychologisch orientierte Psychotherapie, ein- bis zweistündig. Ziel: Integration der disparaten Elternbilder (untereinander widerstreitend und in sich selbst widersprüchlich); Milderung der Verlassenheitsängste, Arbeit an den nie innerlich vollzogenen Abschieden. Stärkung des Selbstwertgefühls, um sich z. B. nicht von Angriffen des Bruders auf ihre psychische Aufklärungsarbeit über die Folgen der NS-Zeit einschüchtern oder gar umwerfen zu lassen.

Prognose

Günstig. Die Patientin ist sehr motiviert, zuverlässig, mit deutlichem Wunsch nach Besserung; großes Wissen um den psychotherapeutischen Einsatz und seine Dimensionen; sie ist auch intellektuell neugierig, sogar im Sinne eines späten Nachlernens von historischen und psychologischen Zusammenhängen. Keine wahnhaften Züge; realitätsgerechtes Denken; kann ihre Hilfsbedürftigkeit gut akzeptieren. (50 Stunden genehmigt, mit gutem Ergebnis von ihr aus beendet.)

7.

Ein Zwillingsschicksal im Banne der Muttergottes

Antrag auf analytische Psychotherapie

Spontanangaben

Die Patientin, Mitte dreißig, klagt über depressive Verstimmungen, Angstzustände, Erytrophobie und Probleme beim Sprechen sowie starke Selbstwertprobleme und Erschöpfungszustände.
Sie komme mit ihrem Arbeitgeber nicht zurecht, fühle sich oft ungerecht kritisiert und erhalte seit Jahren keine versprochene Gehaltserhöhung. Oft habe sie keine Lust mehr an der Arbeit. Außerdem habe sie Angst, ihren zwei Kindern nicht gerecht zu werden.

Lebensgeschichtliche Entwicklung

a) Familienanamnese

Sie stammt aus einer Familie, in der Armut, Überlastung und Verbitterung eine große Rolle spielen. Sie ist zweites Kind eines Zwillingspärchens, nach dem Bruder, der nach ihren Angaben extrem vorgezogen worden sei, den sie aber später beaufsichtigen und dem sie in der Schule helfen musste. Eine weitere Schwester kommt nach 1½ Jahren; nach weiteren 1½ Jahren erfolgt eine späte Fehlgeburt von Zwillingen mit längerer Krankheit der Mutter. Zwei Kinder wurden während der Krankheit der Mutter der Großmutter anvertraut, die Patientin selbst einer Nachbarsfamilie. Sie nennt die Trennung von der Familie, vor allem vom Zwillingsbruder, traumatisch.

Der Tod der Kinder wurde in der Familie als »Erleichterung« (!) bezeichnet, sie gehen ein in eine diffuse Mythologie des Todes als Erleichterung (für wen?).
Auch in den Elternfamilien spielen Trennung und Tod eine überragende Rolle, ebenso wie Gewalt: Geschwister sterben jung, ein Bruder des Vaters und der Großvater sterben im Krieg.
Der Vater bezeichnete seinen Meister in der Handwerkslehre als so brutal, dass er den erlernten Beruf nie ausübte, sondern Hilfarbeiter wurde und blieb. Auf ihm lag die Geringschätzung in der mütterlichen Familie, was ihn verbittert haben mag. Verbitterung auch über Kriegserlebnisse, über die er »häufig« spricht, unter anderem seine Anwesenheit bei Judenerschießungen; eine verdeckte Schuldthematik wird deutlich.
Der Vater der Mutter fällt 1941. Die Mutter ist früh auf sich gestellt, im Nonnen-Internat erzogen, lernt Erzieherin, obwohl sie Lehrerin werden wollte. Auch hier wohl Verbitterung über Stagnation und ein Nicht-Erreichen des Berufsziels. Der Ehrgeiz wird auf die Kinder übertragen, die alle drei studieren.
Der Vater gilt als der schwächere, werde von der Mutter manipuliert. Zwei Herzinfarkte führen zu einer starken Anklammerung an die Mutter.

b) Körperliche Entwicklung

Sie scheint weit gehend normal, aber mit 15 Jahren kam es zu einer verstärkten Verkrümmung der Wirbelsäule, die ein einjähriges Tragen eines Korsetts nötig machte. Sie leidet bis heute unter intermittierenden Rückenschmerzen. Gefühl einer »Stigmatisierung« in der Pubertät durch die Freistellung vom Sport und Behinderung der Bewegungsfreiheit sowie der freien Präsentation ihres Körpers.

c) Psychische Entwicklung

Die Mutter berichtete ihr, die Patientin habe wenig gespielt, oft apathisch in der Ecke gesessen. Sie selbst sagt, sie habe die »Eltern nicht als Eltern erlebt« wegen der »ablehnenden Haltung von beiden Seiten«. Es gab viel Hänselei (am Arbeitsplatz später wohl leichtere

Formen von Mobbing) in der Schule wegen ihrer Stummheit und Hilflosigkeit. Ihr Lösungsversuch: immer lieb sein = weit gehend wehrlos bleiben. Zwar wurde der Bruder, obzwar dessen Liebling, oft vom Vater geschlagen, sie selbst aber nur ein einziges Mal, aber dann so brutal, dass ein (partieller?), innerlich vermutlich weit gehender Bruch der Beziehung erfolgte. Von da an stummer Trotz, verbunden mit Dunkelangst, Angst aus dem Bett zu fallen. Das Grundgefühl in Kindergarten und Grundschule sei gewesen: »Einsamkeit und Verlassenheit«.
Später sei ihr ein besseres Einleben im Gymnasium geglückt, aber sie blieb »immer scheu«, manchmal bis zur Kontaktverweigerung oder -unfähigkeit.

Psychischer Befund

a) Der emotionale Kontakt ist gut, Intelligenz und Differenziertheit ebenso, Krankheitseinsicht und Motivation zur Therapie sind sehr gut.
b) Es fällt eine Spaltung auf in ein gutes erwachsenes Funktionieren und eine starke spontane Regressionsneigung. Die Abwehr aller Konflikte: ein partieller Rückzug aus allen Kontakten, Icheinschränkung, Aggression gegen die eigene Person, bei starker unterdrückter Wut auf Familie und Arbeitgeber.
c) Stimmungslabilität, ohne Wahnsymptomatik und Suizidalität.

Psychodynamik

Entwicklung einer starken Außenseiter-Identität mit dem Gefühl von Benachteiligung, Wehrlosigkeit, Verunsicherung in der sozialen Kompetenz. Ihr Grundkonflikt: Autonomie und die Entwicklung eigener Interessen oder weiblicher Identität führt zu Fallengelassen-Werden, Ablehnung und Bestrafung, zuletzt Trennung. Akut ist die Angst vor Arbeitsplatzverlust, der nur durch Selbstausbeutung zu vermeiden sei.
Hauptsymptome: soziale Scham mit großer Angst vor Versagen; un-

angemessene Trotzreaktionen, die in einen Circulus vitiosus münden können. Wenig schützende und ermutigende Introjekte. Leichte Abgrenzungsschwierigkeiten zwischen inneren und äußeren Verfolgern.

Diagnose

Depression mit starker Selbstwertthematik und Angstzuständen.

Behandlungsplan und Zielsetzung

Analytische Psychotherapie, nur zweistündig, wegen langer Autofahrt. Stabilisierung des Selbstwertgefühls. Minderung des Angstdrucks vor dem Verlassenwerden. Der Familiensaga nach schrie die Mutter, als klar war, dass noch ein Zwillingspaar ankommt: »Eine schlimme Bescherung«. Dies scheint quasi, aus den späteren Erlebnissen gespeist, introjiziert worden zu sein. Dies alles war in den Vorgesprächen sofort in der Übertragung deutlich präsent (Angst vor Ablehnung; Angst, unerwünscht zu sein).

Prognose

Günstig, aber längere Behandlungsdauer notwendig. Problembewusstsein hoch, Verlässlichkeit gut, guter Kontakt. Durch Angst vor Ablehnung lange hinausgeschobene Kontaktaufnahme mit mir. Jetzt hohe Motivation. Gute Fähigkeit zu pendeln zwischen Regression (Verstummen und sich Verstecken) und Progression.
160 Stunden genehmigt.

Bericht zum Fortführungsantrag

Wichtige Ergänzungen zum Erstantrag

Im Lauf des ersten Jahres der Behandlung stellt sich heraus, dass die Verstrickung der wechselseitigen Übertragungen mit dem Ehemann eine relative Behinderung der Therapie darstellen. Dies kam aber nur sehr zögernd zum Vorschein: Der Ehemann hatte eine Zusatzausbildung in seinem Beruf nicht abgeschlossen, weigert sich aber (was er könnte), anderweitige Arbeit aufzunehmen, spielt Hausmann, verspricht aber laufend, sich um eine Beschäftigung zu kümmern.
Dadurch unterhält die Patientin finanziell die Familie allein, trotz ihrer neurotischen Behinderungen. Der Ehemann rächt sich für diese Rollenverteilung durch starke Entwertungen der Frau. Als mir diese Dynamik in den letzten Stunden klar wurde, habe ich mehrere Stunden Paar-Arbeit vorgeschlagen. Die Patientin sieht dies als gut und notwendig an, zögert aber bisher mit der Zustimmung, weil sie »endlich jemand ganz für mich« haben will (d. h. ohne den behinderten Zwillingsbruder). Es scheint, dies muss erst in der Beziehung zum Bruder durchgearbeitet werden, bevor eine klare Linie möglich wird. Beim Ehemann sind multiple Übertragungen fixiert, ebenso wie umgekehrt. Zwischen ihr und ihm spielt auch ihr Haupt-Charakterzug, der ohnmächtige (dem anderen aber doch mächtig erscheinende, wie ich auch in der Gegenübertragung spürte) Trotz, eine überwältigende Rolle.
Trotz und Hilflosigkeit spielten auch während der ganzen Schulzeit, die die Patientin zum überwiegenden Teil als traumatisch schildert, eine große Rolle: Weder sie noch die Lehrer konnten zwischen Trotz und Hilflosigkeit unterscheiden. Es kam zu sekundären Schäden durch Icheinschränkung, die sich auch auf die soziale Kompetenz und die Lernfähigkeit ausgewirkt haben.
Wir haben den Trotz zurückverfolgt, so weit es ging. Er gleicht einer frühen Weigerung, überhaupt »mitzuspielen«, ist also nur partiell anal fundiert, sondern Teil eines überwältigenden NEINs zum Leben, das die Patientin schon ihren frühen Existenzbedingungen entgegengestellt hat.

Da ihr Vater immer wieder von seinen Kriegserlebnissen, auch seiner Anwesenheit bei Judenerschießungen, berichtet hat, ist außerdem stark zu vermuten, dass zu dem Trotz eine Identifizierung mit den Opfern hinzugekommen ist. Immer wieder nennt sie sich eine lebendige Tote. Diese Identifizierung konnte aber noch nicht klar herausgearbeitet werden. Es kann sein, dass ein Horror vor der Übertragung und Gegenübertragung sie und mich auch daran gehindert hat, sodass ich hier mit hilfreichen »Inszenierungen« rechne, wie ich sie in »Dämonische Figuren« zu begründen versucht habe.

Ergänzungen zur Psychodynamik

Der Trotz durchdringt inzwischen in oft lähmender Form die Übertragung und führt in der Gegenübertragung zur Gefahr einer inneren Abwendung. Der Umgang damit wird dadurch erschwert, dass ihre Ausstrahlung enorm entwertend ist (sie geht zur Couch, wirft sich in eine kauernde Haltung, senkt den Kopf, igelt sich ein, spricht sehr leise und in sehr pampigem Ton). In der negativen Übertragung repräsentiert der Therapeut alles Bedrohliche, bis zum vermeintlichen NEIN zu ihr in der Familie, mit dem die Patientin sich identifiziert hat und das sie an mich weiterzugeben gezwungen ist; häufig auch, zu ihren eigenem Leidwesen, an den ältesten Sohn.

Bisheriger Therapieverlauf

Durch Rollenspiel und Inszenierung (der Trotz war ein hoher, beschützender Turm, eine »feste Burg«, an die sie sich wie zur Bergung anlehnt) wurde Folgendes deutlich: Sie muss sich dem Trotz ausliefern, um von ihm beschützt zu werden. Durch solche Szenen entstand in der Gegenübertragung wieder Entlastung, sie kann inzwischen zwischen sich und dem Trotz unterscheiden, ihn als einen Moloch erkennen, als ein sie vollkommen beherrschendes Introjekt. Ohne die technischen Modifikationen wäre ich angesichts der Übertragungs-Gegenübertragungs-Verstrickungen längst an meine Grenzen geraten.

Zum Kraftschöpfen regrediert die Patientin auf der Couch oft auf einen wohl intrauterinen Zustand, wo sie sich die Decke über den Kopf zieht und »verschwindet«. Da sie auf stimmlichen Kontakt dann nicht mehr reagiert, berühre ich sie an der Schulter. Danach kann sie wieder zum Vorschein kommen und weint oft stark, produziert dann aber auch Atemstillstände, die mich zuerst geängstigt haben. Die perinatalen Umstände liegen auf der Hand.
Sie kann mich in »Pausen« des Trotzes aber auch mit einer nie ganz verschwindenden Ichspaltung um Geduld und Ausdauer beim Kampf gegen den Trotz bitten.
Hilfreich war die gemeinsame Erstellung einer »Liste der Haupt-Kränkungen«, die sie im Lauf ihres Lebens erfahren hat. Es waren dreizehn, eine Art Universale der seelischen Verletzung. Dadurch lassen sich unverständliche Phasen in Übertragungskränkungen leichter orten. Das verfolgerische Introjekt kämpft destruktiv um die Wiederholung der Trennungen; sie hält oft, nach kritischen Stunden, das Ende der Therapie für gekommen, meint: »Lieber ein Ende mit Schrecken als ein Schrecken ohne Ende.«

Ergänzungen zu Diagnose und Therapieplan

Die Patientin hat vor wenigen Wochen selbst darum gebeten, zunächst trotz der langen Anfahrt keine Doppelstunden mehr zu machen, weil sie das positiv Erarbeitete doch nicht ganz halten könne und weil negative Stimmungen nach guten Stunden zu tief in sie eindrängen und sie tagelang darunter leide. Es ist denkbar, dass sie im Frühjahr und Sommer doch zweimal pro Woche (statt einer Doppelstunde) kommt und damit eine bessere innere Kontinuität entwickeln kann.
Ihre eigenen destruktiven Neigungen kommen ihr inzwischen auch wie ein inneres »Monster« vor, was ein Fortschritt ist. Sie spürt deutlicher, wann sie sich von Menschen zurückzieht und sich ihren bittertröstlichen Rachefantasien überlässt.
Der Ehemann kann sie insofern terrorisieren, als er alle paar Wochen seinen Auszug androht. Obwohl sie spürt, dass da eine wechselseitige Verstrickung am Werk ist, bringt die Trennungsdrohung doch immer

wieder die frühen Schuldgefühle und Ängste hoch und sie hält sich nach seinen lautstarken Anklagen für die Zerstörerische-Alleinschuldige.

Trotz aller Schwierigkeiten ist das Arbeitsbündnis bis jetzt unerschütterlich. Sie kann mit einem abgespaltenen Teil, etwa beim Hereinkommen und Abschiednehmen, auch dieses Bündnis immer wieder festigen, ebenso bei vorsichtigen Versuchen, gelegentlich doch Blickkontakt während der Stunde aufzunehmen. Dafür braucht sie aber viel Ermutigung und Erklärungen, sodass man von einem stetigen Ineinandergreifen von stützender Therapie und Analyse sprechen könnte.

Prognose

Weiterhin gut, aber mit sehr langsamen Fortschritten.
80 Stunden genehmigt.

Bericht zum 2. Fortführungsantrag

Wichtige Ergänzungen zu Punkt 1 bis 3 des Erstantrags und des 1. Fortführungsantrags

Die Patientin kommt seit eineinhalb Jahren nur noch ein Mal pro Woche, nachdem sich bei zwei Wochenstunden eine schwer erträgliche Stagnation durch ein Überhandnehmen des Trotzes und der entwertenden Distanzierung vom Therapeuten eingestellt hatte. Ich habe sie schlicht nicht mehr ausgehalten. Dies hat sich seit der Reduzierung insofern verändert, als für ihr relativ schwaches Ich die Dosierung angemessener erscheint. Das zerstörerische Introjekt reagiert auf die kleineren Fortschritte nicht mehr so rachsüchtig. Außerdem ist eine relative Stabilisierung der therapeutischen Ichspaltung eingetreten. Wenn der Trotz bzw. die Verweigerung der Mitarbeit sie auf dem mir gegenüberstehenden Stuhl überkam, und dies geschieht bereits meist einige Sekunden nach dem Eintreten, bei dem sie noch

strahlend hoffnungsvoll schaut, dann setzt sie sich, gelegentlich durch meine einladende Mithilfe unterstützt, auf die Couch und kommt dort in einen anderen Ichzustand in meiner Nähe, bei dem scheue Blicke und dann ein Vorlesen von während der Woche notierten Gefühlen und Gedanken möglich sind.
Sie hat sich aus eigener Kraft zu dieser Disziplinierung durchgerungen. Das Vorlesen, bei dem intensive Gefühle zum Vorschein kommen, geschieht in einem merkwürdigen Ritual: Sie muss sich vollkommen in einer Decke verstecken, weil das Sprechen über Gefühle außerordentlich schambesetzt ist und weil sie außerdem fürchtet, fortgeschwemmt zu werden von ihren Gefühlen. Der früher überwältigende und lange Zeit deutungsresistente Trotz in seinen vielfältigen Aspekten und unbewussten Motiven hat inzwischen eine neue Dimension erhalten, die mich zuversichtlich stimmt.

Ergänzungen zur Psychodynamik

Obwohl ich es gewohnt bin, nach religiösen Aspekten in der Vorgeschichte der Patienten zu fragen, hat es, von kurzem Aufblitzen abgesehen, vier Jahre gedauert, bis die »Glaubensgeschichte« zugänglich geworden ist. Die Abwehr muss so stark gewesen sein, dass ihr sozusagen ein Stück Ansteckung von mir in der Abwehr gelungen ist. Außerdem ist es immer wieder schwierig, sich als Therapeut selbst in einer Christusübertragung wiederzufinden und sie sicher zu handhaben. Es mag eine Rolle spielen, dass die Patientin mein Buch »Gottesvergiftung« kannte und daraus, anders als andere Patienten, geschlossen hat, dass ich ihrer religiösen Vorgeschichte nur entwertend oder negativ gegenüberstehen könnte. Es stellt sich also heraus, dass sie, mit einem schwachen Ich, zwei überwältigend mächtigen Polen gegenübersteht: einem nahezu vernichtenden Introjekt, das ihr jeden menschlichen Wert abspricht und das eine Mischung aus negativer Mutter, Teufel und einer steinernen Marienstatue in ihrer frühen Kirche darstellt, und einem Erlösungsduo aus Jesus und dem Gnadenbild der Mutter Gottes. Sie sind aber nicht durch aktives Gebet anzugehen, sondern sie stellen übermächtige Gnadenspender für eine passiv wartende Seele dar. Der Trotz unter diesem Gesichtspunkt

besteht also aus mindestens zwei weiteren Komponenten: dem wortlosen Warten auf Erlösung und der hasserfüllten Rache, wenn Erlösung sich nicht einstellt. Therapeutische Kooperation ist also in dieser Hinsicht gar nichts Lohnendes oder Relevantes, sie dient nur der momentanen Entlastung, erreicht aber nicht die ersehnte transzendentale Dimension der Gnade.
Es ist ein tief berührender Moment, als die Patientin mir mit zitternder Stimme ein Marienlied vorsingt und mir erzählt, in welch inbrünstigem Glauben sie in den Maiandachten versucht habe, ihrem kindlichen Elend zu entfliehen durch das »Anrufen« Mariä. Die Patientin saß also über sehr lange Zeit vor mir, eingehüllt in diesen manifesten und doch so aspektereichen Trotz, in dem sie mit heimlichem »Anrufen« beschäftigt war.
Inzwischen hat sie ein Madonnenbild, das sie zur Kommunion geschenkt erhielt, bei mir deponiert, ebenso ein silbernes Behältnis mit einem Rosenkranz, und sie bittet mich jede Stunde, es doch weiterhin für sie verwahren zu wollen.

Bisheriger Therapieverlauf

Die Patientin besteht nach wie vor aus nur losen, aber inzwischen etwas fester verknüpften Persönlichkeitsanteilen. Sie erledigt ihren beraterischen Beruf, bei dem sie sich oft heftigen Konflikten ausgesetzt sieht, sei es mit Kolleginnen, der Leitung, aber auch mit einer schwierigen Klientel, die sie zum Teil mit heftigen negativen Übertragungen überziehen, inzwischen gelassener und mit wachsender Kompetenz. Wenn diese Konflikte in die Therapie kommen, haben wir es mit der Arbeit einer kompetenten Erwachsenen zu tun, die nur gelegentlich in die Tiefe ihrer Kränkbarkeit zurückfällt oder sich von den Auseinandersetzungen anstecken lässt. Obwohl sie dann immer wieder Angst hat, entlassen zu werden, waren ihr Arbeitsplatz und ihre Kompetenz doch nie ernsthaft bedroht.
Schwierig ist nach wie vor die Ehe. Sie hing lange Jahre in einer Art negativer Symbiose an ihrem Mann, der sich von ihr ernähren lässt und kaum noch Anstalten macht, in seinem Beruf zu arbeiten. Diese außerordentlich ungünstige, von Entwertung gekennzeichnete Ehe-

situation stellt in sich selbst eine ungünstige und energieverzehrende Belastung dar, die sicher Kraft von der Therapie abzieht. Inzwischen gelingt es ihr aber, zum Teil durch Rollenspiel in der Stunde, einige Übertragungen von ihm und zu ihm zu erkennen und solche auch von ihm zurückzunehmen.
Auch hier spielte das religiöse Moment eine eher unselige Rolle, weil sie sich für verpflichtet hielt (nach dem kirchlichen Ehegelöbnis), alles an ihrem Mann zu ertragen und ihn vielleicht eines Tages aus seiner destruktiven Unfähigkeit zu erlösen. Sie kann ihm nun sagen: »Ich kann dich nicht erlösen, und ich bin für dein berufliches (und damit menschliches) Elend nicht verantwortlich.« Sie sieht zum ersten Mal, dass sie sich eigene Freuden und Erholungszeiten gönnen darf. Wie sie dem Zwang entkommen kann, lebenslänglich für ihn, den »Schmarotzer«, zu sorgen, sieht sie allerdings noch nicht. Immerhin stürzt sie nicht mehr in ein Meer von Sorgen, wenn er sich ständig darüber beklagt, es gehe ihm so schlecht.
Da er sich nur wenig um die Kinder kümmert, ist sie nach Feierabend oft noch für Haushalt und Kinder verantwortlich. Dies führt dazu, dass in den Therapiestunden anfangs oder am Schluss eine kleine »Sanatoriums«-Phase angesagt ist, wo sie das Ausmaß ihrer Erschöpfung wenigstens für ein paar Minuten auf der Couch zulassen kann. Eine Trennung von ihrem Mann erscheint ihr inzwischen nicht mehr als ein schuldhaftes Scheitern.

Ergänzungen zu Diagnose und Therapieplan

All diese Dinge führen zu einem sehr langsamen Fortschreiten der Therapie, weil das Wachstumspotenzial in mehrfacher Weise gelähmt war und zum Teil noch ist. Autonomie und Emanzipation sind durch die Introjekte noch immer partiell negativ belegt, das eigene Lebensrecht muss mühsam errungen werden. Durch eine spezifische Variante der religiösen Erwartung von Erlösung, vielleicht sogar wiedergutmachende Erwählung, ist seelische Eigentätigkeit in Kindheit und Jugend kaum entwickelt worden. Sie kommt aber in dem Maße in Gang, als Jesus und Maria nicht mehr überdimensionale Wesenheiten sind, sondern auch nach außen zu verlagernde Figuren, denen sie

viel Lebenssubstanz geopfert hat. Im Rollenspiel kann sie sich mit ihnen konfrontieren und langsam Abschied von der symbiotischen Verstrickung nehmen. Es ist inzwischen, wenn auch spät, deutlich geworden, dass ein großer Teil ihrer Seele sich aufgerieben hat zwischen überirdischen Mächten und Gewalten, während das Erdenleben ein Jammertal war, bei dem es nur ein mühsames Durchhalten gab.
Der Therapieplan ist nicht zu verändern, es ist aber denkbar, dass im Lauf der Zeit eine zweite Stunde wieder fruchtbar werden könnte. Die Patientin rechnet übrigens damit, dass sie nach Ablauf der Kassenstunden noch eine Zeit lang selbst bezahlen muss, was allerdings bei einem arbeitslosen Mann und zwei Kindern eine erhebliche Belastung darstellen dürfte.

Prognose

Sie lautet wie beim 1. Fortführungsantrag:
Weiterhin gut, aber mit langsamen Fortschritten. Deshalb die Bitte um weitere 60 Stunden (über die gewährten 240 hinaus, was genehmigt wurde).

8.

SS-Mitgliedschaft des Vaters als dunkle Wolke über einer Kindheit

Bericht zum Antrag auf tiefenpsychologische Therapie

Spontanangaben

Die Patientin wirkt sehr verunsichert, was durch eine gewisse aufgesetzte Forschheit nur wenig verdeckt wird. Die maskenhafte Forschheit berührt zunächst etwas unangenehm: als habe man es mit einer anderen, sie dominierenden Person zu tun, die alles Weiche verbirgt. Da aber immer wieder Tränen durchbrechen, komme ich rasch mit dem aufgehäuften Leid in Berührung.

Sie ist Lehrerin für Deutsch und Geschichte und seit einiger Zeit zum zweiten Mal beurlaubt, wegen Migräne und vor allem wegen eines am ganzen Körper schmerzenden Weichteilrheumas, das erst in den letzten Jahren als Krankheit anerkannt wurde. Sie hat also eine lange und demütigende Geschichte als potenzielle Simulantin hinter sich. In einigen Monaten stehe der eventuell letzte Versuch an, wieder an die Schule übernommen zu werden nach achtmonatiger Pause wegen »burn-out« und Fibromyalgie. Da sie alleinerziehende Mutter eines 15-jährigen Sohnes ist, hofft sie, dass die Übernahme, die sie auch sehr fürchtet, klappt, auch zur Sicherung ihrer Altersrente.

Um diese zu schaffen und mit ihrer Depression klarer zu kommen, hat sie vor zwei Jahren eine Analyse bei einer Frau begonnen, die in einer Katastrophe endete: Sie lag, nach einem guten Jahr, noch immer angstvoll und erstarrt auf der Couch und kam aus einer sie terrorisierenden Vaterübertragung nicht mehr heraus, hatte das Gefühl, die

Lebendigkeit erneut zu verlieren und zu versagen. In einem letzten Aufbäumen brach sie ab. Dabei spielte auch eine Rolle, dass die seelischen Folgen der NS-Zeit nicht thematisiert, sondern wohl agiert oder inszeniert wurden.
Sie kam zu mir, nachdem sie eine Rundfunksendung von mir zum NS-Thema gehört hatte, und mobilisierte noch einmal Hoffnung.

Lebensgeschichtliche Entwicklung

Sie wurde im Juni 1944 in Danzig geboren, Vater war im Krieg, aber kaum an der Front, SS-Mitglied: Februar 45 traumatische Flucht aus Ostpreußen (schwerer Keuchhusten und Kälte) in die Gegend von Lüchow, später Flensburg.
Vater wurde für 1¹/₄ Jahre interniert, durch Fürsprache entlassen als Mitläufer; er war aber ein ziemlich fanatischer junger SS-Obersturmführer aus einfachen Verhältnissen, »verdankt dem Führer eine Ingenieursausbildung« bei kasernierten SS-Studenten in Danzig (Personal für die späteren Ostgebiete!). Einziges von 10 Kindern, das studierte. Von daher enorme Leistungsmotivation, die er auf seine Kinder überträgt. Mutter blass und dienend, aber im Hintergrund mächtig durch Verwaltung der Gefühle und Beziehungen.
Vater ernährt nach dem Ende der Internierung die Familie durch ein privates Ingenieurbüro, ist aber voller Ressentiments, weil eine ersehnte Hochschulkarriere an seiner SS-Belastung scheitert.
Sechs Umzüge während ihrer Schulzeit, Beginn der Depressionen schon bei der Schülerin jeweils einige Wochen vor einem Umzug. 1963 beim Abitur durchgefallen, Vater prozessiert um das Abitur, das sie ein Jahr später nach neuem Schulwechsel schafft.
Studium der Fächer Deutsch und Geschichte, in Rekordzeit absolviert, weil der Vater ihr die Sicherung und das Überleben der Familie auferlegte, falls er stürbe. Er ist nach schlecht verheiltem Beckenschuss im Krieg schwerbehindert, tyrannisiert damit auch die Familie, ist jähzornig oder lamentierend, extrem stimmungslabil.
Die Patientin leidet jahrelang an psychosomatischen Beschwerden, schließlich erfolgt 1982 die erste Frühpensionierung wegen »endogener Depression«.

Heirat 1984, die Beziehung wird rasch beendet. Eine Ausbildung in astrologischer Beratung und Gestalttherapie verschaffen ihr eine zweite Existenz, und sie verbringt »sehr gute Jahre« in einer Gemeinschaftspraxis.

Psychischer Befund

Die Patientin leidet unter mehrfach determiniertem starken Selbstwertmangel: die Erkrankungen, die Depressionen, die Schulabbrüche, die Scheidung, die gescheiterte Analyse. Gleichzeitig spürt man eine enorme Kraft, die nicht zu ihrem Ziel zu gelangen scheint. Das führt dazu, dass in der Gegenübertragung eine doppelte Bewegung entsteht: Einfühlung in das »Opfer« und eine Art Paktieren mit der noch unförmigen Kraft, die sozusagen als misshandelt erscheint und nach Ermutigung und Anerkennung schreit, auf die man aber bauen kann. Im Rollenspiel über das »Schultrauma« stellt sich heraus, dass sie noch in einem tiefen Protest gegen den Vater steht, an dessen Stelle in der Übertragung die strenge Schulrektorin getreten ist. Die Mutter erscheint hier zunächst als Verräterin, weil sie sie nicht geschützt hat gegen den Leistungsterror des Vaters, der sein eigenes Schultrauma agierte.

Psychodynamik der neurotischen Erkrankung

Die Patientin, so hatte sich der Vater »in den Kopf gesetzt«, sollte der zweite Sohn werden, der Name war bereits zugeteilt. Dieses Gefühl, »ich bin nicht richtig«, durchzieht ihr Leben, es kann nur gemildert werden durch herausragende Leistung. Von der Mutter (»nur« Hausfrau) ist, sobald das Leistungsthema auftaucht, nur Abgrenzung möglich im Pakt mit dem bewundert-gehasst-bemitleideten Vater. Es ist aber wahrscheinlich, dass die Mutter ein solides Fundament der Zuneigung legen konnte, bevor der Vater Ende 1946 das Regiment übernahm. Es ließe sich fast von einer in den selbstdestruktiven Protest eingebundenen Athene (der Vatertochter) sprechen, die bei der Mutter nicht tanken oder sich identifizieren kann. Aller-

dings ist noch nicht absehbar, inwieweit durch die Umstände der Flucht nicht eine Störung des Urvertrauens eingetreten ist, weil die Mutter sie von extremen Erfahrungen (Hunger, Kälte, Krankheit) nicht beschützen konnte. Mütterliche und weibliche Züge sind aber enorm nachgereift, wenn auch im gebenden Sinn bei der Erziehung ihres Sohnes, und in einer stark feministischen Periode sowie einer mehrjährigen lesbischen Beziehung.
Eine Verdichtung aller neurotischen Komponenten vollzog sich bei dem drohenden Wiedereintritt in die Schule, dem Scheitern der Analyse und dem starken Pubertieren des Sohnes, das für sie mit starken Ohnmachtsgefühlen und Verlustängsten verbunden ist.
Gleichzeitig wurde ihr durch Filme und Lektüre klar, dass sie das NS-Erbe ihrer Familie noch kaum angeschaut, geschweige denn verarbeitet hat. Als Geschichtslehrerin sieht sie dieser Arbeit aber mit Spannung (neben der Angst) entgegen.

Diagnose

Depression mit starker Selbstwertproblematik, leichten Panikattacken und gelegentlicher Identitätsdiffusion.

Behandlungsplan

Tiefenpsychologische Therapie, einstündig. Da die Patientin nicht wusste, dass sie auch vor Ablauf der zwei Jahre um Therapie nachsuchen kann, hat sie bisher ca. 20 Stunden selbst bezahlt, sodass in einem halben Jahr bereits ein solider therapeutischer Rapport entstanden ist. Endogene Depression scheint mir unwahrscheinlich. Der Wiedereintritt in die Schule ist geschafft, sie kann, von den Rheumaschmerzen abgesehen, die Schule mit reduziertem Deputat gelegentlich sogar genießen, sodass die Arbeit an der Familiengeschichte, den inneren Objekten beginnen kann.

Prognose

Günstig. Die Biographie und die Störungen würden auch Analyse rechtfertigen. Die Patientin hat aber schon viel Therapie gemacht, spricht intensiv an auf die Stunden, vertieft sich anhand der Tonbandaufzeichnung in den Prozess, sodass mir eine einstündige Therapie ausreichend erscheint, die sich allerdings wohl über längere Zeit hinziehen könnte. Falls sich allerdings herausstellen sollte, dass ihr Umgang mit der Therapie ebenfalls stark vom Leistungsthema durchzogen ist und zu wenig heilsame Regression möglich ist, wäre neu über analytische Therapie nachzudenken.
50 Stunden genehmigt.

Bericht zum Fortführungsantrag

Wichtige Ergänzungen zu Punkt 1 bis 3 des Erstantrags

Die Patientin ist wieder fest im Schuldienst. Das erste halbe Jahr war hart, weil sie keine feste Stelle bekam, sondern als Springerin eingesetzt blieb. Sie musste sich also in vielen ihr unbekannten Klassen bewähren. Dieses halbe Jahr war noch mit viel Angst, morgendlicher Panik, Erschöpfung verbunden, vor allem aber mit tiefen Zweifeln, ob die Schule der richtige Ort für sie sei. Das änderte sich, als sie wieder ihre Fächer Deutsch und Geschichte unterrichten konnte. Somit trafen die therapeutische Aufarbeitung ihrer NS-Familiengeschichte, wegen der sie gekommen war, und die Chance zusammen, in zwei Klassen gleichzeitig die Geschichte der NS-Zeit zu unterrichten.
Es kam zu einer intensiven Konfrontation mit beiden Eltern: dem SS-Vater, der seit längerem verstorben ist, und der früher ebenfalls Hitler-begeisterten Mutter, mit der jetzt sogar im hohen Alter Gespräche über die Vergangenheit möglich wurden.
Im Rollenspiel konnte sie sich an die verschiedenen Persönlichkeitsfragmente des Vaters wenden: der junge, begeisterte SS-Student, dem das Regime aus einer ärmlichen Bauernfamilie die einzig mögliche

Aufstiegschance bot; der Enttäuschte nach 1945; der eineinhalb Jahre Internierte und schließlich der Verbitterte, der sich durchschlug, ohne seine ursprünglichen Lebensziele zu erreichen und der die Familie, vor allem die vier Kinder, tyrannisierte und unerbittlich zur Leistung antrieb.
Die tiefen Zweifel am Lehramt, so stellte sich heraus, hingen mit der verächtlichen Haltung des Vaters Frauen gegenüber zusammen, die »doch nur für die Schule taugten«. In der Gestalt zweier Rektorinnen war die entwertende Autorität des Vaters ihr immer wieder gegenübergetreten.

Ergänzungen zur Psychodynamik

Das Thema Verlassenheits- und Trennungspanik trat durch die heftige pubertäre Abwendung des 16-jährigen Sohnes noch einmal stark in den Vordergrund. Es ist früh genährt worden durch den Verlust des Vaters bei der Einberufung, dann durch die Flucht aus Danzig, die sie zwar als heroischen Akt der Mutter, allein mit zwei kleinen Kindern, schildert, die aber auch mit plötzlicher Entidealisierung verbunden schien, weil die Mutter sie nicht schützen konnte vor Hunger und Kälte. Schließlich führte der Berufsweg des Vaters zu einer Reihe von Umzügen, die jedesmal zu Trennungen von wichtig gewordenen LehrerInnen und Freundinnen führten, aber auch zu völlig veränderten Lehrplänen in anderen Bundesländern.
Die Introjekte der Eltern sind stark fragmentiert, beim Vater zwischen dem Tyrannen und dem bemitleidenswerten Opfer; bei der Mutter von unterwürfiger Frau über die heroisierte Fluchtmutter zu einer, die den Vater heimlich ausspielt, verachtet und betrügt. Diese Fragmente allmählich zu integrieren ist noch ein längerer Weg, der jetzt aber fruchtbar zu werden beginnt, nachdem Schulangst und Angst vor einem neuen Ausbruch der Fibromyalgie (Weichteilrheuma) in den Hintergrund getreten sind.

Bisheriger Verlauf der Therapie

Die ersten Wochen waren noch gekennzeichnet von der Arbeit am traumatischen Abbruch der Analyse, bei der sie auf der Couch in einer negativen Vaterübertragung erstarrt war. Viel Arbeit vollzieht sich im Rollenspiel, bei der die Patientin direkt zu den frühen Objekten spricht. Es schien mir angesichts des Schreckens vor dem SS-Vater-Introjekt nicht günstig abzuwarten, bis dies in die Übertragung eintritt. Ähnlich sind wir mit den beiden Rektorinnen verfahren, durch die sie in die beiden tiefen Kündigungs- bzw. Berentungskrisen in früheren Jahren kam. Hilfreich beim Umgang mit der NS-Zeit (die Familie blieb sozial eingebettet vorwiegend in Kontakte mit früheren SS-Angehörigen, die die Mutter organisierte) war das Bewusstsein der Patientin, dass ich mich einige Jahre mit dem Thema beschäftigt hatte. Der Vertrauensvorschuss trug auch dann noch, wenn sie in Träumen oder Panikzuständen von den frühen Jahren wieder verschlungen zu werden drohte. Panik trat häufiger auf, wenn sie amtliche Dokumente zu bearbeiten hatte. Es handelte sich zum Teil um »entlehnte Panik« aus der Zeit, als Anklagedrohungen oder -ängste den Vater zwangen, teils entlastende Dokumente hektisch zu sammeln, teil belastende aufzuspüren und zu vernichten. Sie hatte als Kind die hektische, Todesangst-ähnliche Panik der Familie vermutlich über längere Zeit unbewusst mitbekommen und in sich aufgenommen.
Bei der Arbeit in der Schule tritt immer häufiger Humor in den Vordergrund, wenn es der Patientin gelingt, mit ihrer großen Autorität spielerisch umzugehen und die negativen Übertragungen auf die Klassen, aus denen sie manchmal tiefe Ablehnung herauszuspüren glaubte, loszulassen.

Ergänzungen zu Diagnose und Therapieplan

Die »Depression mit starker Selbstwertproblematik« ist im Abnehmen begriffen. Die Patientin entdeckt ihr eigenes Reservoir an Kraft und Zuversicht. Der väterliche »Fluch« (nur zur Schule geeignet) liegt aber noch über ihrer Arbeit, sodass als neues Thema aufscheint:

Wie kann sie sich ihre hohe pädagogische Begabung (die gleichzeitig mit großem Interesse an ihren Fächern verknüpft ist) als ihr Persönlichstes aneignen, auf das sie stolz sein kann. Ihre Sehnsucht geht oft noch zu den Jahren, wo sie, nach ihrer ersten Früh-Berentung, als freie Gestalttherapeutin und astrologische Beraterin tätig war. Diese Fähigkeiten hatte sie außerhalb des elterlichen Radius sich angeeignet und zu ihrer Identität erklärt.

Therapieplan

Weiter einstündig, eine längere Begleitung zur Stabilisierung scheint notwendig, es ist, als ob sie sehr viel freier und zuversichtlicher, aber immer noch in der Nähe des Abgrunds lebte. Das Erarbeitete gehört noch gefestigt durch die bisher nicht gewagten Übertragungskrisen.

Prognose

Günstig, bei längerer kontinuierlicher Hilfestellung.
80 Stunden genehmigt.

Bericht zum 2. Fortführungsantrag auf tiefenpsychologische Therapie

Wichtige Ergänzungen zu den beiden früheren Anträgen

Die Lebensumstände der Patientin haben sich deutlich gebessert, sodass die Therapie weniger Überlebenshilfe bedeutet als Arbeit an den Konflikten. Sie hat eine Stelle an einer anderen Realschule bekommen, fühlt sich vom Kollegium wie vom Rektor geschätzt und auch unterstützt, wenn es mit einer Klasse oder mit Eltern zu Konflikten kommt, die allein durchzustehen ihr noch Angst macht.

Sie hat eine neue, geeignetere Wohnung gefunden, nach langen und manchmal zermürbenden Konflikten mit den Käufern des Hauses, in dem sie früher gewohnt hatte. Sie ist dort regelrecht hinausgeekelt worden. Es gab einen neuen Schub ihrer sie über Jahre quälenden Krankheit; aber nur gelegentlich kommt es noch zu Migräneanfällen, die jedoch nicht länger als einen halben Tag dauern.
Nachdem sie sich mit der Perspektive, dass ihr Sohn (17) sich zielstrebig nach außen wendet, einigermaßen abgefunden hat, macht es ihr großen Kummer, dass er sich einer Clique von Mitschülern angeschlossen hat, die regelmäßig Marihuana raucht. Darüber kommt es fast täglich zu Konflikten, in die sie tapfer, aber auch voller Trennungsangst hineingeht, weil der Sohn gelegentlich droht: »Du treibst mich regelrecht aus dem Haus mit deiner Kritik ... Ich gehe zum Papa!«

Ergänzungen zur Psychodynamik

Es ist erfreulich, wie angetan bis begeistert die Patientin gelegentlich von der Schule berichten kann. Dies steht in Kontrast zu zwei Dingen: Sie hat eine Klasse, die eine intensive negative Einstellung an ihr abhandelt, geschürt von einer destrukiven, aber einflussreichen Untergruppe, die es sich explizit zum Ziel gesetzt hat, sie »fertig zu machen«. Die Klasse mobilisiert in ihr vermutlich wieder das destruktive Vaterfragment, sodass sie in dieser Krise wieder an zwei Fronten litt: Unfähigkeits- und geringe Selbstwertgefühle sowie der heftige Selbstvorwurf, dass der Lehrberuf ja doch nichts für sie sei und ihr Leben nun wohl bis zur Pensionierung auf einer ganz falschen Schiene verlaufe. Dahinein mischt sich noch mit anderen Schatten der Konflikt mit dem Vaterintrojekt, das sie gleichzeitig entwertet und Spitzenleistungen erwartet, um ihn zu rehabilitieren und sein eigenes Selbstwertgefühl zu stabilisieren.
Dieser Konflikt mit der Klasse hat enorme Energien absorbiert, verbunden mit starken Schlafstörunen. Nachdem er nach einigen Wochen ausgestanden war, meinte sie: »Ich glaube, mich kann pädagogisch nichts mehr erschüttern.« Mit den übrigen Klassen ist in der Regel ein Zustand erreicht, den sie als ein emotionales »Schwingen«

bezeichnet. Sie braucht nicht mehr so viel anstrengende Routine, sondern kann ihrer Spontaneität und ihrer pädagogischen Intuition vertrauen.

Fazit: Die väterlichen Introjekte geraten allmählich in einen »Ruhezustand«. Durch den vermutlich bald nahenden Tod ihrer Mutter ist sie gezwungen, sich auch noch einmal in die Beziehung zu ihr zu vertiefen. Sie entdeckt dabei immer neue Facetten, zum Beispiel wie sehr sie selbst in ihrer Einstellung Männern gegenüber durch die Mutter geprägt ist. Sie ist Männern gegenüber äußerst misstrauisch, was nur zum Teil auf eigenen Erfahrungen beruht, die ihrerseits wiederum geprägt waren durch übernommene oder kompensatorisch veränderte Einstellungen der Mutter und den tyrannischen und entwertenden Eigenschaften des Vaters.

So ging ihr Mann wenige Monate nach der Heirat bald für einige Monate zur Fortbildung ins Ausland, und als er zurückkam, wandte er sich während der letzten Monate der Schwangerschaft und in den ersten Monaten der Anwesenheit des Kindes anderen Frauen zu. Dies führte zu einer raschen Trennung von dem Mann, der heute in der Nähe lebt und mit dem Sohn ein eher kumpelhaftes Verhältnis, Drogen eingeschlossen, führt. Der Mann ist also noch immer eher bedrohlich als hilfreich.

Zum Verlauf der Therapie

Mit dem Zurückgehen der äußeren Lebensbehinderungen kann sich die Therapie mehr auf die inneren Konflikte konzentrieren. Dabei tritt vermehrt die Frage in den Vordergrund, ob sie es riskieren kann oder will, sich noch einmal auf eine Beziehung einzulassen. Sie hat es im Lauf der Jahre aufgegeben zu flirten oder hat sich aus Angst vor Enttäuschungen und Schmerzen immer wieder rasch zurückgezogen, wenn sich eine Beziehung anzubieten schien. So ist sie hinter einer kraftvoll-ernsten Maske eher scheu und ist total überrascht, als ich ihr sage, es scheine, dass sie es riskiere, mit mir neuerdings leicht zu flirten. Damit beginnt eine stärkere Auseinandersetzung mit mir als Mann und mit ihrer Weiblichkeit.

Ergänzungen zu Diagnose und Therapieplan

Es geht um das Durcharbeiten ihrer tiefen Selbstzweifel als Frau, bei gleichzeitiger Angst, bei einem Mann nicht entdecken und spüren zu können, was sie braucht und will, anstatt sich wie früher helfend um seine Schwächen zu kümmern und eventuell die Retterin und Betreuerin zu spielen. Ihr bisheriges Männerbild: egoistisch bis brutal und gleichzeitig schwach, hilfsbedürftig und unzuverlässig.

Prognose

Unverändert gut, aber in langsamem Tempo. Deshalb Umwandlungsantrag ins Auge gefasst.
20 Stunden genehmigt.

Bericht zum Umwandlungsantrag auf analytische Therapie

Zur Begründung

Als ich den Antrag auf tiefenpsychologische Therapie stellte, glaubte ich, auf 200 Stunden Analyse bei einer mir unbekannten Kollegin aufbauen zu können, obwohl ich wusste, dass die Patientin die Behandlung tief deprimiert und mit einem Gefühl von Lähmung und Versagen, andererseits von fehlendem eigenen Mut zur Auseinandersetzung aufgegeben hatte. Sie war in einer destruktiven Vaterübertragung stecken geblieben. Im Lauf der Zeit stellte sich heraus, dass es sich um eine nicht auflösbare Verstrickung in ein bedrohliches Vaterintrojekt handelte, das durch das Schweigen der unsichtbaren Analytikerin und ihr strenges Deuten eher verstärkt wurde und meine Arbeit mit der Patientin eher verlangsamt hat.
Außerdem hat sich die Hoffnung des letzten Jahres, die Fibromyalgie sei zum Stillstand gekommen, als Illusion erwiesen. Es kommt jetzt immer wieder zu extremen Muskelschmerzen, die sie tagelang ab-

halten, in die Schule zu gehen, was ihr enorme Versagenskonflikte bereitet, obwohl der Rektor ihr sehr wohlgesonnen ist, nicht zuletzt, weil er selbst an einer intermittierenden Krankheit leidet.
Die Rückfälle in die Krankheit und damit das »Versagen« mobilisieren noch einmal neu die früheren schulischen Versagenskonflikte (durch die häufigen Umzüge), geben dem vernichtenden SS-Vaterintrojekt noch einmal Nahrung und belasten die Therapie mit Anfällen tiefer Resignation, obwohl sie weiß, dass sie sich in ganz neuer Weise mit der Krankheit und ihrer Wirkung auf die Psyche auseinander setzen muss.

Ergänzungen zur Psychodynamik

Während das letzte Jahr eine deutliche Besserung ihres Befindens und ihrer Freude an der Schule gebracht hat, steht jetzt manchmal eine Form der Resignation im Vordergrund, die der Verzweiflung von Krebskranken in der Phase der Auflehnung gleicht. Die letzten zehn Jahre galten dem Kampf, die lange nicht als Krankheit anerkannte Fibromyalgie endlich als solche diagnostiziert zu bekommen und entsprechende Behandlungen und Medikamente zu erhalten. Damit verbunden war aber immer noch die Hoffnung, die Krankheit in den Griff zu bekommen, eine Hoffnung, die sich auch ein Jahr lang zu bewähren schien.
Jetzt geht es um die endliche Anerkennung eines Leidens, das willkürlich kommt und geht, ohne dass eine psychische Ordnung zu erkennen ist, obwohl wir uns darum bemühen.
Der väterliche Fluch, dass sie nichts taugt, scheint sich zu bestätigen, und ebenso die Rolle der Mutter, die sie nicht vor dem Vater schützen kann (und jetzt vor dem Introjekt), außer durch Heimlichkeit und Lüge, die ihrem eigenen Charakter aber gar nicht liegen und die sie in tiefe Loyalitätskonflikte gegenüber dem trotz allem auch geliebten Vater stürzen. Die Mutter ist durch ihre, wie sie sagt, »dümmliche Leichtfertigkeit und dauernden Betrug« keine hilfreiche Identifikationsfigur.
Die Angst vor beruflichem Scheitern taucht wieder auf, ebenso die tiefen Zweifel an ihrem körperlichen Wert. Sie fängt zwar an, sich

ansprechend anzuziehen, und in der Übertragung wird die Frage wichtig, ob ich sie als Frau sehen und schätzen kann. Da sie aber im letzten Jahr etwas füllig geworden ist, kann sie meine aufrichtigen Aussagen, dass ich ihren beseelten Charme und ihren gestenreichen Humor sehr schätze, nicht leicht annehmen, zumal frühe Vorstellungen von schlanker Hübschheit in ihr auftauchen, zu der sie schon als Pubertierende geneigt, aber nichts damit angefangen haben wollte. Sie ist also mit erheblicher Mühe auf der Suche nach einer neuen weiblichen Identität, die durch Krankheit und Introjekte sozusagen dauernd angefressen wird.
Die Auseinandersetzung erfordert therapeutisch Zeit und Kraft. Die Rückfälle gehören dazu, ebenso die langsam wachsende und immer wieder zusammenbrechende Gewissheit, dass sie die Krankheit in ihr Leben integrieren kann, auch ohne die Hoffnung einer wesentlichen Besserung oder eines definitiven Stillstands.
Wesentliche Momente ihrer neurotischen Erkrankung (verflochten mit der realen) waren bei dem Antrag auf tiefenpsychologische Therapie damals noch nicht zu erkennen. Deshalb bitte ich den späten Umwandlungsantrag zu genehmigen.
Die Prognose ist nach wie vor günstig, hat aber eine andere Gewichtung der einzelnen Elemente angenommen; ebenso das Behandlungsziel, das eher den kreativen Umgang mit einer im Untergrund immer wieder drohenden Schicksalsneurose (»Ich bin eben zum Leiden verurteilt«) enthält wie die Milderung von Introjekten, die aus der körperlichen Erkrankung immer wieder Nahrung ziehen.
80 Stunden genehmigt.

Bericht zum Fortführungsantrag auf analytische Psychotherapie

Ergänzungen des Berichts zum Umwandlungsantrag

Es lässt sich von einem langsamen, aber stetigen Fortschritt in der Behandlung sprechen. Die Hoffnung auf eine vollständige Genesung von der Fibromyalgie hat sich nicht erfüllt. Es geht vielmehr um

einen Umgang mit der Krankheit, die allerdings in etwas selteneren Schüben auftritt, also um ein Krankheitsmanagement. Dies ist umso wichtiger, als die Krankheit sämtliche Konfliktfelder in ihrem Unbewussten in schmerzhafter Weise anstößt. So schwankt die Patientin in der Schule zwischen Begeisterung in guten Zeiten und einem wohlbekannten Überforderungsgefühl in schlechten Zeiten.
Der Sohn hat sich nach bestandenem Abitur ein eigenes Zimmer in einer WG gesucht. Der Auszug ging konfliktfreier vonstatten als befürchtet, nachdem die Patientin über zwei Jahre in tiefer Sorge lebte: ob der drohenden Trennung, ob er das Abitur schafft und ob er aus seiner Hasch-Clique wieder herausfindet. So haben sich die Schmerzen der Trennung auf zwei Jahre verteilt, bei der die Therapie eine große Hilfe war.
In der Schule gehört sie inzwischen zu den am meisten geachteten Lehrern, nicht zuletzt durch ihre spannenden Wochen-Projekte mit einzelnen Klassen, und durch ihre wiedergefundene Vitalität und den Humor. Dies wird natürlich periodisch unterbrochen durch die Krankheitsschübe, die die tiefer liegende Resignation und Depression wieder aufleben lassen. Die Abstürze sind allerdings, so schmerzhaft sie auch sind, Stoff für die fokussierte Konfliktbearbeitung, sodass man von einem noch sehr therapiebedürftigen Zusammenspiel von Krankheit und Konflikt sprechen kann.
Im Vorgutachten hatte ich ein scheues Flirten mit mir angedeutet, was sozusagen ein vorsichtiges Übungsfeld darstellte für eine »Rückkehr« zur Vorstellung, sich dem Thema Mann langsam wieder zu nähern, nach einer Pause von mehr als zehn Jahren. Dabei kommen auch Pubertätskonflikte wieder hoch: Sie war damals schon zu »fremd« und befangen, um den Standards der Mädchen in der Klasse zu genügen, und warf sich deshalb ganz auf Leistung. Sie war die jüngste Absolventin des Staatsexamens im ganzen Bundesland. Da sie auch jetzt etwas füllig ist, tauchen die Tauglichkeitsängste vor dem tyrannischen Ideal wieder auf und machen ihr zu schaffen. Aber sie hat sich getraut, sich in eine gehobene Internet-Partner-Vermittlung einzuklinken und bereitet sich mit Herzklopfen auf die ersten Schnupper-Begegnungen vor.

Zusammenfassung des bisherigen Therapieverlaufs

Durch einige mehrwöchige Aufenthalte der über achtzigjährigen Mutter bei der Patientin konnten nicht nur große Wissenslücken über die Vergangenheit aufgehellt werden, sondern es war auch möglich, die Beziehung zu verbessern und latente Konflikte anzusprechen. Dies war auch noch nachhallend mit großer seelischer Anstrengung, aber auch mit Versöhnung, verbunden: Einerseits war die Generationenfolge durch die Pflegebedürftigkeit der Mutter umgekehrt, andererseits zeigte die Mutter manche Züge im Übermaß, die für das Kind und die Jugendliche traumatisch gewesen waren.
Die therapeutische Arbeit wechselt zwischen der Arbeit an der Übertragung und der szenischen Darstellung des Umgangs mit Konfliktfeldern und Konfliktpersonen. Es gelingt ihr gut, auch auf der Couch sich an Introjekte zu wenden, ohne dass gewartet werden müsste, bis alle traumatischen Introjekte in der Übertragung auftauchen. Dies ist kein Ausweichen vor Übertragung und Gegenübertragung, sondern die Inszenierung dient auch als Schutz vor der Gefährdung oder dem Zusammenbrechen der therapeutischen Allianz. Es passiert dann noch genug in der Übertragung.
Eine wichtige Rolle spielt der Humor, zu dem sie eine kreative Begabung besitzt. Es kommt in den Stunden immer wieder zu Explosionen von Gelächter, bei denen es zu unterscheiden gilt zwischen Gelächter als progressiver Bewältigung und Gelächter als Abwehr von depressiven Stimmungen, die im Untergang beständig noch lauern. Es gelingt ihr allmählich, den Therapeuten als hilfreiches Introjekt zu behalten und sich auch mit ihm innerlich auseinanderzusetzen. Dies kann sogar als ein Stück Urvertrauen angesprochen werden, das auf der traumatischen Flucht aus Danzig, bei der die Mutter sie nicht von Hunger, Kälte und extremer Ungeborgenheit schützen konnte, schon weitgehend verloren gegangen war.

Therapieziele und Änderungen des Therapieplanes

Dies alles könnte so verstanden werden, als sei die Analyse zu einem günstigen Abschluss gekommen. Aber dies ist nicht so. Die Rück-

besinnung auf ihre Weiblichkeit weckt tiefe Ängste, es ist sogar vielleicht anzunehmen, dass ein Zirkel besteht zwischen Weiblichkeitsangst und den Schüben der Krankheit, neben den Belastungen durch die Schule, vor allem mit unmotivierten pubertierenden Schülern in einer fast ländlichen Realschule. Dann kann eine negativ agierende Klasse das abwertende Vaterbild reaktivieren.
Die Trennung vom einzigen Sohn (von ihr als allein erziehender Mutter, deren rettender Lebensinhalt er ihr jahrelang bedeutete) ist unter großen Mühen und therapeutischer Hilfe vollzogen. Wie ein Wetterleuchten tauchen am Horizont panikartige Ängste auf vor dem Ende der Analyse. Ein Teil davon mag als normal erscheinen bei der Stärke der Bindung, ein anderer Teil stammt aus den unzähligen, zum Teil traumatischen Trennungen, die, bedingt durch Stellenwechsel des Vaters, während ihrer gesamten Schulzeit alle wichtigen Bindungen, in denen sie Halt außerhalb der nicht haltgebenden Familie suchte, immer wieder zerstört haben. Sie selbst hat später durch Krankheit, Phasen der Berufsunfähigkeit und Versetzungen immer wieder eine haltgebende Umgebung verloren. Deshalb die Notwendigkeit einer weiteren therapeutischen Arbeit.
Hauptziel ist die Arbeit an der Trennungsangst und Stabilisierung des noch brüchigen Erreichten, damit es nicht noch einmal zu einem Zusammenbruch kommen kann, bei dem Krankheit, Erschöpfung und Konflikte zusammenwirken.
Als Änderung des Therapieplan: für ein weiteres Jahr einstündig, dann vierzehntäglich zur allmählichen Ablösung.
80 Stunden genehmigt.

9.

Ein Kampf ums Selbstgefühl oder: Wann kommt der richtige Partner?

Bericht an den Gutachter zum Erstantrag auf tiefenpsychologische Therapie

Spontanangaben

Die Patientin ist vor etwa einem Jahr nach mehrjährigem Aufenthalt in Norddeutschland als Körpertherapeutin zurückverzogen in ihre badische Heimat. Sie steht zu Beginn quasi unter mehrfachem Schock: die private Gymnastikschule, die sie von einer früheren Lehrerin übernommen hat, floriert viel weniger gut, als sie es sich vorgestellt hat (in der Zeit im Norden hat sie noch eine zusätzliche Ausbildung als Tanztherapeutin absolviert), was sie in eine bedrohliche Nähe zu erneuter finanzieller Abhängigkeit vom Vater bringt. Trotz der achtjährigen Gruppentherapie stellt sich heraus, dass sie sich in der Heimatstadt ihrer Eltern noch enorm abhängig von deren Reaktionen fühlt, vor allem denen des Vaters, der zu den Honoratioren der Stadt gehört. Es treten auch wieder mehrere psychosomatische Beschwerden auf (Erkältungen, Blasenentzündungen, Anginen, Menstruationsbeschwerden, Kopfweh usw.). Sie wirkt ausgesprochen unglücklich, dass der Start in die Autonomie so kläglich zu werden scheint.

Lebensgeschichte und Anamnese

Die Patientin hat zwei ältere Brüder (plus sechs und plus zwei). Der ältere, Betriebswirt, war homosexuell und ist mit knapp vierzig Jahren an Aids gestorben. Der jüngere ist Psychotherapeut. An beide bestanden starke ambivalente Bindungen bis hin zu dem langjährigen Kinderwunsch, selbst ein Junge zu sein. Beide Brüder versuchten sich durch große Entfernungen (einjährige Indienaufenthalte) vom komplizierten Elternhaus zu lösen. Traumatisch waren die väterlichen Prügelszenen mit den Brüdern und die Strafen für die Tochter (büßend in der Ecke stehen, sich auch dann entschuldigen, wenn man nichts getan hatte). Die Mutter konnte sie nicht schützen, war aber sonst im Ganzen zuverlässig, jedoch wirklich zugewandt nur, wenn die Patientin krank war; krank sein hieß dann: umsorgt sein, »wenn ich krank war, bekam ich endlich etwas«.

Auch die Patientin versucht, viele Kilometer zwischen sich und das Elternhaus zu legen: einjähriger Aufenthalt in den USA; Hamburg, Schweiz, andere Großstädte. Von daher der Glaube, jetzt mit ausreichender Autonomie in die »Stadt, die vom Vater besetzt war«, zurückzukehren.

Bemerkenswert zwei Krebserkrankungen: Lymphknoten und ein Melanom an der Wade, die beide operativ kuriert wurden und den heftigen Entschluss »leben zu wollen« bewirkten nach Zeiten depressiver Resignation.

Den Willen, Gymnastiklehrerin mit vielen Zusatzausbildungen zu werden, datiert sie ins fünfte Lebensjahr, als sie Tanzunterricht erhielt; man darf es auch als Zeichen dafür sehen, dass die Beziehung zur Mutter bereits getrübt war, die später aber ungewöhnlich stark idealisiert wurde.

In den Liebesbeziehungen scheint sowohl Vater- wie Muttersuche zu dominieren, sie enden jedenfalls meist unglücklich, wobei eine starke Abhängigkeit betont wird. Massiv bestimmend aber auch ein gewisses exotisches Ideal mit der Bereischaft, auch »in der Fremde« zu leben.

Psychische Entwicklung und psychischer Befund

In der Pubertät starke Krisen, schwierige Ablösung vom Wunsch, ein Junge zu sein. Hypochondrische Fantasien kreisen später um einen »zu kleinen Busen«. Stark kränklich, häufig Zuflucht bei den Brüdern. Der Vater blieb eifersüchtig wachsam. Es gab weder gegen

Vater noch Mutter Auflehnung, die war von den Brüdern überbesetzt, die Patientin musste den Vater schonen wegen »Gefahr von Herzinfarkt«, die die Familie tyrannisierte, und das starke Harmoniebedürfnis der Mutter. Sie wurde das »Bravkind« ohne ein Gefühl für die eigene Autonomie. Deren Anteil war sozusagen abgetreten an die Brüder. Die bewegungstherapeutischen Ausbildungen waren von daher auch Selbstheilungsversuche, führten sowohl zu einer Geborgenheit in den Gruppen wie zu partieller Autonomie bei relativ starker Bindung an die Lehrerin. Die Abschlussarbeit war mit der Qual der intellektuellen Autonomie verbunden, gelang aber und wurde mit Auszeichnung bewertet. Der Vater blieb in seiner früheren Zuwendung stark leistungsorientiert, er war, trotz großer Liebe zu ihr, kaum zu emotionalem Kontakt fähig. Von daher ein ständiges Überforderungsthema. Sie war sehr früh ins Gymnasium gekommen und hatte sehr früh (zwei Kurzschuljahre) Abitur gemacht. »Der Vater wollte mich nicht groß werden lassen.«

Psychodynamik

Die elterlichen Introjekte liegen noch widersprüchlich nebeneinander; und reale Personen und innere Bilder fließen noch ineinander, was ihr alle Kontakte mit dem Elternhaus schwierig macht und was sie oft erschöpft. Geschwächte weibliche Identität mit unsicherem weiblichen Entfaltungsrecht; unbewusste Schuldgefühle bei Entwicklung stärkerer Autonomie trotz guter Anlagen dafür und klarer Zielstrebigkeit dorthin. Durch eine neue Liebesbeziehung (mit einem verheirateten Mann, der sich letztlich doch nicht trennen kann) wird ihre weibliche Erlebnisfähigkeit wie ihre Selbstannahme seit einigen Monaten erheblich gestärkt. Aber die Tatsache, dass der Partner noch in seiner Familie lebt und noch gar nicht frei ist, spricht vielleicht doch für eine fortbestehende partielle Elternbeziehung, aus der die Partnerbeziehung, die mit einiger Heimlichkeit verbunden ist, aber doch einen kleinen Schritt zur Loslösung darstellt. So entsteht das Bild einer nicht abgeschlossenen Autonomieentwicklung, die sich in den therapeutischen Vorgesprächen auch als rasche starke Anhänglichkeit, verbunden mit einem deutlichen Verschmelzungswunsch, zeigt. Die widerstreitenden unbewussten Tendenzen verbrauchen viel Kraft, sodass es immer wieder zu Zuständen von Erschöpfung, Resignation und Panik kommt.

Neurosenpsychologische Diagnose

Neigung zu Verzagtheit und depressiven Verstimmungen; Stimmungslabilität; schwach entwickelte Autonomie und weibliche Selbstunsicherheit; nicht ganz abgeschlossene Ablösung vom Elternhaus.

Behandlungsplan

Ein- bis zweistündige tiefenpsychologische Therapie mit dem Ziel der Stärkung der Autonomie, des inneren Abschieds von den Eltern. Klärung der eigenen weiblichen Identität wie des eigenen Entfaltungsrechts. Entflechtung der vermutlich noch mit den Brüdern verstrickten Identitätsbildung; Ermäßigung der frühen Einschüchterung durch überstrenge Strafmaßnahmen, die zu einer Neigung zu Schuldgefühlen führten wie zu einer als schuldhaft erlebten Auflehnung.

Prognose

Günstig, da hohe Motivation und Klarheit der Entwicklungsziele. Zuverlässig, mit gutem Realitätskontakt, keine wahnhaften Züge, keine Suizidalität.
50 Stunden genehmigt.

Bericht zum Fortführungsantrag auf tiefenpsychologische Therapie

Wichtige Ergänzungen zu Punkt 1 bis 3 des Erstantrages

In oder nach den 50 Stunden (einstündig, selten zweistündig in Krisenzeiten) ist es zu einer erstaunlichen Entwicklung in mehrfacher Hinsicht gekommen:
Die Patientin hat eine gute Zweidrittelstelle als Bewegungstherapeutin in einer Reha-Klinik gefunden und fühlt sich dort seit einigen Monaten sehr solide eingebunden in das Team, ist stolz auf ihre Arbeit und genießt ihre Kompetenz, die auch von der Leitung eindeutig anerkannt wird. Sie kann ebenso die Zusammenarbeit mit Kolleginnen genießen wie den Rückhalt, den sie dort findet.
Daneben gibt sie im Rahmen der Volkshochschule für Erwachsene und Kinder Kurse in Tanzpädagogik. Gelegentlich war sie nach einem Übungsabend mit sechsjährigen Kindern total erschöpft, wenn sie zur Stunde kann, sodass die Stunden jetzt am Vormittag stattfinden. Das Thema Erschöpfung, das im Erstantrag noch eine dominierende Rolle spielte, ist zurückgetreten, sie hat Formen der Meditation gefunden, in denen sie zu sich zurückfindet, auch im Zug, wenn sie zur Stunde kommt.
Die Abhängigkeit von den Eltern hat sich stark gelockert, beginnend mit dem Abschluss ihrer Ausbildung und der beruflichen Unabhängigkeit. Sie hat es geschafft, zu einem ganz anderen Gesprächsstil mit den Eltern zu finden, wozu Vorbereitung im Rollenspiel in der Stunde immer wieder hilfreich war. Sie kann jetzt deutlicher unterscheiden zwischen den frühen Introjekten und den realen Eltern von heute. Die Mutter besuchte als Teilnehmerin eine Zeit lang einen Kurs in Ausdruckstanz bei ihrer Tochter mit der entsprechenden und für die Ablösung hilfreichen Rollenumkehr. Deutlich schwächer geworden ist die Somatisierung von seelischen Konflikten.

Ergänzungen zur Psychodynamik

Die im Erstantrag erwähnte Abhängigkeit von den Eltern mit entsprechendem Verschmelzungswunsch ist natürlich auf den Therapeuten übergegangen mit gelegentlichen verheulten Telefonaten und dem Tonfall intensiver Hilflosigkeit auch in kleinen Angelegenheiten. Es gelang aber, zu einer insofern »gutartigen« Abhängigkeit oder Bindung zu kommen, als sie sich nicht mehr direkten Rat, sondern »Verstehen holte«; die Bindung an die Eltern bestand weit gehend in der Zusammengehörigkeit ohne Verstehen mit einem innewohnenden Zwang zu emotionaler Heimlichkeit. Es gab Phasen in der Therapie, wo sie so zutraulich wirkte wie ein Kind, ganz im Gegensatz zu ihrer sonstigen erwachsenen Kompetenz.

Bisheriger Therapieverlauf

Wichtig war das Eingehen einer sicheren Bindung mit einer Reihe von Verlässlichkeitsprüfungen, die ich glücklicherweise bestanden habe, sodass spätere kleine Fehler nicht mehr traumatisch wirkten. Immer stärker konnte sie auf Dinge, die ihr nicht passten, mit offenem Zorn reagieren. Anfangs war es schwierig, sie nach der Stunde überhaupt aus dem Zimmer zu bekommen, sie war raffiniert im weiteren Fragen oder Verhandlungen über den Stundenplan sowie mit einem wehklagenden Gesichtsausdruck: Wie kannst du mir das antun, mich jetzt in die kalte Welt hinauszuschicken! Inzwischen gelingt der Abschied meist mit Humor, auch wenn die alte Klebrigkeit noch nicht ganz weg ist. Es geht aber leichter mit einer kleinen Körperübung, etwa indem ich sie gegen ihren Widerstand an Händen oder Schultern zur Tür schiebe. Sie hat dabei das Gefühl, auch körperlich »getankt« zu haben.

Ergänzungen zu Diagnose und Therapieverlauf

Die im Erstantrag erwähnte beginnende Liebesbeziehung ist nach einem aufregenden und meist glücklichen Jahr durch sie beendet

worden, weil der Partner sich nicht von seiner Familie trennen wollte. Es war immer wieder so hilfreich wie schmerzlich, wenn ich von ihrer Existenz als »Geliebter« sprach, ihr auch ein entsprechendes Buch von Hans Jellouschek gab. So konnten ödipale heimliche Bindungen an den Vater geklärt werden, aber auch die mädchenhaften Größenfantasien, dass sie die Rivalin natürlich aushebeln würde. Trauer und Zorn beschäftigen uns einige Monate, auch Rückfälle in die Beziehung, bis sie sich klar machte, dass sie 39, jetzt 40 Jahre alt ist und sich noch den Aufbau einer Familie erhofft. Trotzdem schaut sie auf die knapp eineinhalbjährige Bindung zufrieden zurück: Sie hat sich als Frau wertvoll und begehrt wahrgenommen, eine glückliche Sexualität gelebt und sich als reich und differenziert erlebt. Die Diagnose sehe ich inzwischen mehrsichtig: Nach Abklingen der Depression kommt eine ödipale Struktur zum Vorschein, die teils realistisch wirkt, teils mit Größenfantasien, Heimlichkeit und Schuldgefühl durchwirkt war (neben den Kleinheitsfantasien). Die »Schwiegermutter«, in deren Haus sie den Freund kennen lernte, lebt ebenfalls in dem Haus, sodass ein kompliziertes Versteckspiel nötig war, das gleichzeitig den Autonomieprozess förderte, auch wenn er pubertäre Züge trug.
Ein Flirt mit einem verheirateten Oberarzt in der Klinik und eine heftige Eskapade mit einem nordafrikanischen Dolmetscher in den diesjährigen Weihnachtsferien zeigen aber an, dass die ödipalen Gefahren noch nicht überstanden sind. In der Gegenübertragung bange ich darum, ob sie einen Mann findet, mit dem Familie noch möglich ist, wenn sie noch lange herumtändelt.

Therapieplan

Im Ganzen ist die Entwicklung zufrieden stellend, bedarf aber noch der Festigung. Der Therapeut bedeutet noch für einige Zeit eine wichtige Hintergrundfigur. Es drohen immer mal wieder Abstürze, und es wäre äußerst bedauerlich, wenn sie aus den Schlingen ödipaler Verführbarkeit nicht herausfände. Obwohl sie mit ihrem Beruf sehr stark identifiziert ist, und zwar nicht mehr auf der von den Eltern vorgegebenen Leistungsebene, sondern affektiv und mit deutlicher

Zuneigung für die Patienten, ist der Wunsch nach einem Mann und nach einem Kind doch stark und ein für die Therapie hilfreiches Ziel.

Prognose

Weiterhin gut. Zwei Drittel des Weges scheinen zurückgelegt. Aber alle Bereiche bedürfen noch der Festigung.
(Beantragt: weitere 30 Stunden, genehmigt)

Bericht zum 2. Fortführungsantrag auf tiefenpsychologischer Therapie

Wichtige Ergänzungen zu Punkt 1 bis 3 des Erstantrages und des 1. Fortführungsantrags

Zunächst die positiven Veränderungen: Die berufliche Stabilisierung vertieft sich in Klinik und privater Praxis. Im Augenblick beschäftigt sie die Teilnahme an einem von einer Universität ausgehenden Forschungsvorhaben über die Wirksamkeit von Bewegungstherapie, für das sie zwei Therapiegruppen leitet und auswertet. Damit ist für sie so etwas wie eine akademische Anbindung gelungen; denn in der Klinik leidet sie unter der weit unter den Ärzten liegenden statusmäßigen und finanziellen Einstufung ihrer Berufsgruppe.
Sie ist inzwischen in eine süddeutsche Stadt gezogen, hat sich also von der Nähe zum Elternhaus weiter gelöst. Dies entspricht durchaus der inzwischen gewonnenen seelischen und beruflichen Autonomie.
Kompliziert, aber sehr animierend ist eine Liebesbeziehung zu einem etwa 15 Jahre älteren Griechen, den sie auf einer Urlaubsreise kennen gelernt hat und der bereits zwei Ehen hinter sich hat. Sie lebt emotional allerdings weit gehend von täglichen Telefonaten, weil die Reisen ihr Budget aufzufressen drohen und »der Typ« bisher nicht nach Deutschland kommt.

Ergänzungen zur Psychodynamik

Bemerkenswert war, durch Träume ausgelöst, eine Phase in der Bearbeitung der Beziehung zu den Brüdern. Sie ging noch zur Schule, die beiden großen Brüder studierten bereits, sie besuchte sie oft und entwickelte zu dem jüngeren eine fast inzestuöse Nähe. Sie schlief an den Wochenenden mit ihm im gleichen Bett und übernahm weitgehend seine Ansichten. Diese Beziehung wurde aus äußeren wie inneren Gründen (Heirat des Bruders) beendet, ohne dass eine für die Patientin wichtige Trennungsarbeit stattgefunden hätte. Deshalb litt (und in gewissem Umgang leidet) sie an dieser Entfernung und der Reaktionslosigkeit des Bruders auf ihre Brief- und Gesprächszusagen. Er scheint die Trennung restlos vollzogen zu haben, während sie weiterhin an ihm hängt. Die allmähliche Loslösung, verbunden mit Wut und Trauer, nahm, unter anderem, einige Zeit in der Therapie in Anspruch. Möglicherweise erklärt diese Geschichte zum Teil auch die Hinwendung zu älteren oder verheirateten Männern (gleichaltrige wären inzestuös gefährlicher als Männer in möglicher Vaternähe). Die jetzige Liebesbeziehung scheint in mehrerer Hinsicht ein Kompromiss: Der ferne Partner ist erheblich älter, aber nicht väterlich, auch nicht brüderlich; nicht mehr verheiratet, aber zweimal verheiratet gewesen und unerreichbar.

Bisheriger Therapieverlauf

Für mich war diese erneute heftige Verliebtheit äußerst ambivalent, weil eine Familiengründung mit möglichem Kind damit in weite Ferne zu rücken scheint. Auch schienen mir massive Übertragungsanteile auf mich am Werk (»sensibel und gleichaltrig mit mir«), die sich allerdings als überaus deutungsresistent erwiesen. Gelegentlich spürte ich Unmut, weil ein Teil der Stunden aufgebraucht wird durch das Anhören der turbulenten Aufs und Abs in der jetzigen und den beiden vergangenen Beziehungen. Deutungen nehmen in ihren Augen leicht die Bedeutung von Stören- oder Missgönnen-Wollen an, weshalb ich mich sehr zurückhaltend verhalte, mich aber gleichzeitig ein wenig ohnmächtig gegenüber ihrem Agieren fühle. Sie ist ein Stück aus der Übertragung ausgestiegen, vielleicht weil sie ihr zu inzestuös zu werden drohte. Trotzdem habe ich nicht das Gefühl, diese Beziehung wäre »verkehrt« oder ein Irrtum. Auf die Kompliziertheit angesprochen, sagt sie: Ihr liege das »Exotische«, sie sei bereit, dafür einen Preis zu bezahlen, und sie fühle sich geduldig und kämpferisch genug, um in diese Beziehung viel zu investieren und ihn doch noch zu »gewinnen« und von ihrem Wert zu überzeugen. Sie wirkt dann durchaus erwachsen und ihrer Sache sicher und nicht in einem verqueren Agieren befangen, was das Deuten schwierig macht.

Ergänzungen zur Diagnose

Verzagtheit und tiefere depressive Verstimmung sind weitgehend verschwunden. Mit ihrer Stimmungslabilität, die gemildert ist, vermag sie zunehmend besser umzugehen. Sie hat vor allem ihre Beziehung zu Freundinnen so vertiefen können, dass sie auch dort Halt findet bei den immer wieder fälligen Bedrückungen und Abstürzen. Trotzdem bedarf das Ganze noch der Festigung. Was diese Liebesbeziehung letztlich bedeutet, lässt sich noch schwer ausmachen, das affektive Leben ist dort in aufwühlender Weise gebunden. In den Abstürzen nach den unvermeidlichen Enttäuschungen lässt sich gut therapeutisch arbeiten, weil Verknüpfungen mit den frühen Objekten möglich sind. In den Hoch-Zeiten der Verliebtheit ist Arbeit nur möglich an Fragmenten der verfolgerischen Introjekte, die ihr Glück und Emanzipation nicht gönnen wollen. Die therapeutische Arbeit ist also ein wirksames Nebenprodukt der Schwankungen der Verliebtheit, muss aber noch fortgesetzt werden, weil der seelische Apparat noch einmal mächtigen Umformungen ausgesetzt ist.

Prognose

Weiterhin gut, bei leichter Verschiebung der Arbeitsschwerpunkte auf die Begleitung bei einem stürmischen und komplizierten Übergang ins erotische Erwachsenenleben.
(Beantragt: weitere 20 Stunden, genehmigt)

10.

Vaterlosigkeit als Schicksal und Chance

Bericht zum Erstantrag auf analytische Psychotherapie

Spontanangaben

Die Patientin, 51, gewandt, sehr intelligent, betont, wie lange sie gezögert habe, einen Therapeuten aufzusuchen: Es sei wie eine Niederlage und sie kenne viele Bekannte, deren Zustand sich nach einer Analyse verschlechtert habe. Aber sie wisse nicht mehr aus noch ein, sei depressiv, verzweifelt, habe manchmal Selbstmordgedanken, verrichte oft nur mit Mühe ihre Arbeit. Sie sei passabel verheiratet, habe drei Kinder, von denen die Älteste schon studiert. Ein unerwartetes, kreativ machendes, sie erfüllendes Glück sei in ihr Leben getreten, als eine Liebesbeziehung mit ihrem väterlichen Mentor auf unregelmäßig stattfindenden Seminaren begann. Ihr Mann, so sagt sie, hatte sich damit abgefunden. Die Liebesbeziehung brach vor zwei Jahren ab, und seitdem sei sie unglücklich, verloren, durch starke Rückenschmerzen gequält, von denen auch eine längere Physiotherapie keine bleibende Besserung brachte.

Lebensgeschichtliche Entwicklung

Das Lebensschicksal ist einigermaßen außergewöhnlich: Die Mutter, eine stark NS-durchdrungene Lehrerin und Heimleiterin, verliert früh ihren geliebten und idealisierten ersten Mann (Rechtsanwalt) und heiratet »in Torschlusspanik« eine »Verlegenheitslösung« weit unter ihrem bürgerlich-intellektuellen Niveau. Dieser Mann gesteht ihr Jahre nach der Tat, als die Patientin weniger als ein Jahr auf der

Welt ist, den früheren Mord an zwei Bauern, von denen er mit vorgehaltener Waffe Lebensmittel für sich und seine gerade angetraute oder verlobte Frau erpressen will. Er ist inzwischen Diakon geworden, die Frau leitet ein Mädchenheim, in dem der Mann des mehrfachen sexuellen Missbrauchs angeklagt, aber nicht verurteilt wird. Die Verurteilung wegen Doppelmordes zu 15 Jahren Zuchthaus zerreißt die junge Familie, die der frühere mutmaßliche SS-Angehörige hatte aufbauen wollen. Die Patientin sollte das blonde Sonnenkind des Neuanfangs sein. Die Mutter flieht aus der Stadt, und damit beginnt eine Odyssee mit zwölf Umzügen bis zum späten Abitur der Patientin. Die Mutter leitet Heime, verhärtet, bleibt aber lebenstüchtig, jedoch nicht zugewandt zu dem heranwachsenden Mädchen. Die Patientin erlebt einige Internate neben den anderen Schulen, wird immer wieder von einzelnen Personen gefördert, bis es wiederholt zu schmerzlichen bis traumatischen Abbrüchen kommt. Nach Studienbeginn findet sie Halt in intellektuellen Wohngemeinschaften und einem starken Engagement in extrem linken Gruppen. Es folgt eine frühe Heirat, nach einigen Jahren im Beruf wird sie dann für neun Jahre Hausfrau, als nach der Tochter die beiden Söhne zur Welt kommen. Diese Jahre werden als die glücklichste und am wenigsten entfremdete Zeit bezeichnet, da es ihr gelingt, intellektuelle und pädagogische Zirkel lebendig zu halten und sich lesend eine breite psychologische und pädagogische Bildung anzueignen.
Zu beiden Eltern besteht heute eine gemäßigt erfreuliche Beziehung; aber bis zum Abitur fehlte die Mutter mindestens halb, der Vater ganz (er heiratete später erneut), war nach seiner Entlassung aus dem Gefängnis eine riesige Enttäuschung. Vatersehnsucht ist ihr Lebensbegleiter. Mit der Liebesbeziehung zu ihrem Mentor schien plötzlich alles lang Ersehnte geboten: Spiegelung, Förderung, Liebe, Väterlichkeit, Rückhalt, Schutz und Sexualität mit einer einzigen Person, bis alles wegen seines Rückzugs zusammenbrach.

Psychischer Befund

Bei der Patientin können der Gesichtsausdruck und die Stimmung sehr stark wechseln: von strahlender Souveränität zu herzzer-

brechendem Weinen, von erwachsener Kompetenz zu hilfloser kindlicher Ratlosigkeit, von Überlegenheit zu flehender Unsicherheit. Es wird deutlich, dass ein jahrelanges Leiden hinter ihr liegt. Die Einsicht in die Störung ist vorhanden, die Motivation hoch.
Als Abwehr fällt auf: Flucht in die Leistung, die ihr aber sichtlich Spaß macht: Seminare, Fortbildung, Herstellung von pädagogischen Reformpapieren und Mitarbeit an Fachbüchern; Flucht in den Charme, der ihr viele Menschen zufliegen lässt; Stützung durch ein wohl fundiertes Überlegenheitsgefühl, dem auf der dunklen Seite aus ihrer Biographie ein Ohnmachts- und Unterlegenheitsgefühl gegenübersteht. Da sie das im Alltag nicht zeigen kann und will, entsteht leicht ein Gefühl von gewinnender Maske, bei dem sie sich wundert, wie viele Menschen dies für die ganze Person nehmen. Die dunkle Seite, Verlorenheit und Wut, sind nicht integriert.

Psychodynamik der neurotischen Erkrankung

Die Trennung von ihrem Freund hat nicht nur die Trennung vom Vater wachgerufen (sie war kaum ein Jahr alt bei seiner Verhaftung. Mutter und Tochter besuchten ihn alle paar Wochen in der Haftanstalt; für die Tochter wurde er als »schwer krank« in einem düsteren Krankenhaus lebend bezeichnet), sondern auch die unzähligen Trennungen danach. Es gab immer nur ein beschädigtes, unzuverlässiges, später als mörderisch und als sexuell delinquent entlarvtes väterliches Introjekt. Auf die Frage, wie sie trotz allem ihr Leben so habe meistern können, taucht eine Freundin der Mutter auf, die sie in der Pubertät über einige Jahre als »Muttersatz« betreute, und einzelne Lehrer. Eine Karriere der Auflehnung in den Internaten führt oft bis an den Rand des sozialen Abstiegs durch Rausschmiss, so etwa beim abrupten Ende im letzten Internat aufgrund einer gegen alle Hausregeln gelebten Beziehung zu einem amerikanischen Vietnamdeserteur.
Wenn sie seit zwei Jahren gute, ja begeistert aufgenommene Seminare macht, gratulieren ihr viele, sie aber weint hinterher, weil der Freund nicht mehr zusieht und lobt.
Sie ist also durch die Trennung auf die tiefe Leerstelle gestoßen wor-

den, die sie lange durch Leistung und viele Freundschaften zu überbrücken versuchte.
Es gibt keine strukturellen Ichdefekte, wohl aber Defekte in den inneren Objekten. Dies führt zu einer höchst wachsamen Taxierung und Prüfung des Therapeuten, z. B. ob er väterliche Züge haben kann; auch, ob erotisierende Impulse für sie von ihm ausgehen. »So viel Erleichterung über eine nicht verführerische Zuwendung habe ich bisher nie erlebt.«

Diagnose

Starke depressive Reaktion auf eine Trennung; starkes Schwanken in der narzisstischen Besetzung des eigenen Selbst, Zweifel an der bisherigen Lebenslösung; lange Zeit erfolgreiche kontraphobische Siegeszuversicht, die mit der Trennung zusammenbrach.

Behandlungsplan

Analytische Therapie: Fundierung eines nichtomnipotenten Weiblichkeitsbildes, das auch Schwäche, Sehnsucht und Anlehnung zulassen kann, ohne sie mit Sexualität zu vermischen; Stabilisierung der Elternimagines; Ausgleich zwischen Selbstüber- und Selbstunterschätzung; Schaffung eines Beziehungsmilieus, das Spannungen und Brüche übersteht und belastet werden kann.

Prognose

Günstig, hohe Motivation und Konflikteinsicht, starker Wille zu reifen und nicht Ersatzlösungen aufzusitzen, bei allerdings noch starkem, fast trotzigem und irrealem Bestehen auf dem Wunsch nach Wiederkehr der »heilenden Beziehung« zum Mentor.
80 Stunden genehmigt.

Bericht zum Fortsetzungsantrag

Wichtige Ergänzungen zu Punkt 1 bis 3 des Erstantrags

Die Patientin ist im Beruf außerordentlich erfolgreich, hat inzwischen eine Führungsposition erreicht. Dieser Ernennung sind qualvolle Monate vorausgegangen, weil sie von den beiden Vorgesetzten an den Einrichtungen, an denen sie tätig war, regelrecht »gemobbt« wurde. Mir fiel es zunächst schwer, daran zu glauben, weil ich sie selbst für sehr sympathisch halte. Sie fiel aber wohl partiell ihrer eigenen Arroganz zum Opfer, mit der sie erkennen ließ, dass sie sich pädagogisch diesen Vorgesetzten wie den meisten Kollegen für überlegen hielt. Damit setzte sich vermutlich eine Kette sozialer Gefährdungen fort, die sie bereits auf ihren Internaten mit Rausschmissen und Beinaherausschmissen erlebte. Es ließe sich von einem kompensatorischen Überlegenheitsgefühl sprechen, mit dem sie die im Erstantrag erwähnten Minderwertigkeitsgefühle aufgrund ihrer zerstörten Familie überdeckte.

Es ist ihr inzwischen gelungen, auf ein ruhigeres Selbstwertgefühl zu vertrauen, wobei es nicht unwichtig ist, dass ich ein ruhiger und kontinuierlicher Zeuge ihrer Leistungen bin, dem sie ihre Erfolge berichten kann, ohne dass sie andere damit abwerten muss.

In der Gegenübertragung habe ich allerdings gelegentlich befürchtet, ich könnte ein langweiliger Therapeut neben einer fesselnd brillanten Pädagogin sein. Eine Phase von Verfolgungsangst, bei der sich schwer zwischen paranoiden Zügen und realer Verfolgung unterscheiden ließ, erstreckte sich über einige Monate, als die beiden Vorgesetzten zu verhindern versuchten, dass sie die Führungsposition erhielt. Der zuständige Referent des Betriebs ließ sie jedoch wissen, das er ihre Arbeit schätzte, und sie erhielt die Stelle. Es ist vielleicht nicht unwichtig, dass sie mit diesem Posten auch drei Gehaltsstufen höher eingruppiert ist als ihr Mann.

Inzwischen studiert neben der ältesten Tochter auch ihr zweiter Sohn, sodass nur noch ein Sohn zu Hause sich auf das Abitur vorbereitet. Sie hat das wohl begründete Gefühl, dass ihr und ihrem Mann die Erziehung von drei Kindern gut gelungen ist.

Inzwischen hat sie ihre Mutter, die früher weit entfernt wohnte, in ein nahe gelegenes Altersheim geholt. In den Wochen, wo die Mutter vor dem Eintritt ins Heim noch in der Familie wohnte, vollzog sich noch einmal einerseits eine tiefe Annäherung, andererseits eine schmerzliche Bestätigung der Tatsache, dass die Mutter zu wirklicher Anteilnahme und Interesse an Tochter, Schwiegersohn und Enkeln nicht fähig war. In dieser Zeit des Zusammenwohnens mit der Mutter schwankte sie zwischen Hoffnung auf späte Mütterlichkeit und Verzweiflung über deren Ausbleiben. Es war vielmehr so, dass die Mutter wie ein kränkbares Kind Fürsorge und Anteilnahme forderte, sodass die Patientin regelmäßig tief erschöpft und verzweifelt in die Stunde kam.

Ergänzungen zur Psychodynamik

Nach langer und qualvoller Trauer um die Liebesbeziehung zu ihrem Mentor stellt sich nach drei Jahren vollständiger Beziehungspause eine vorsichtige Zusammenarbeit mit ihm in größeren zeitlichen Abständen ein. Sie ist überzeugt, dass sich eine wertvolle Beziehung auch ohne erotische Intimität erhalten lässt, und ist darüber glücklich. Sie sagt mit Zufriedenheit: »Ich habe drei Männer, die mir sehr wichtig sind, und sie decken ganz verschiedene Felder ab: meinen Mann, meinen Mentor und meinen Therapeuten. Ich kann sie gut auseinander halten.«

Der Ehemann war vor etwa einem Jahr einmal mit zu einem Sondertermin in der Therapie, und er hatte vor, sich selbst einen Therapeuten zu suchen. Das hat er bisher nicht getan, sondern sich weiter in ein Übermaß an Arbeit mit behinderten Jugendlichen gestürzt. Nun hat die Patientin vor einigen Wochen weinend eine Stunde abgesagt, rief aus einer Klinik an und sagte, ihr Mann habe einen Herzinfarkt. Inzwischen ist er in einer Reha-Maßnahme. Sie ist trotz des Schocks überzeugt, dass er sich nun an ein Begreifen-Wollen seiner Biographie heranwagen wird. Es ist wie eine Bestätigung ihrer Überzeugung, dass ihr Mann sich durch pädagogische Hochleistung vor der Konfrontation mit sich selbst schützte und dass sie mit ihrer Therapie ihm wiederum ein Stück vorausgeht.

Bisheriger Therapieverlauf

Sie selbst betreibt in der Therapie noch immer ein Stück Schwerarbeit, indem sie z. B. manchmal ununterbrochen bis zu 40 Minuten redet und vom Beruf berichtet, worin natürlich auch eine Menge Abwehr steckt. Darauf aufmerksam gemacht, kann sie in Weinen ausbrechen. Sie begegnet dann ihrer verletzten, verzweifelten Seite und bittet mich inzwischen, früher einzugreifen und das tief heimatlose Kind »an der Hand zu nehmen«. Sie legt sich dann auf die Couch, auf der sie sonst sitzt, und bittet darum, mich neben die Couch zu setzen. Diese beiden Seinszustände halten sich noch immer die Waage und beginnen erst langsam, sich zu integrieren. In der Gegenübertragung entsteht gelegentlich das Gefühl, am Bett eines kranken oder total erschöpften Kindes zu sitzen, das vor Müdigkeit und Verlassenheit nicht mehr weiterweiß. Die Dauer der analytischen Therapie ist inzwischen länger als die kurze Lebenszeit, die der Vater vor seiner Verhaftung in ihrem Leben anwesend war – eine erste Stufe von verlässlicher Kontinuität. Da in ihrem Kinder- und Jugendlichen-Leben aber weitere massive Trennungen eine Rolle spielten, muss diese Kontinuität gefestigt werden. Es gelingt ihr aber bereits in Ansätzen, mich als gutes begleitendes Introjekt mitzunehmen nach draußen.

Diagnose

Unverändert, aber zu ergänzen durch die Auswirkungen der frühen Trennungen, die sich als Bereitschaft zu depressiven Einbrüchen niedergeschlagen haben, die längerer kontinuierlicher Arbeit bedürfen.

Behandlungsplan

Unverändert. Bisher wollte die Patientin nur eine Wochenstunde, es zeichnet sich aber ab, dass es zu einer zweiten Stunde kommt.

Prognose: unverändert günstig. 80 Stunden genehmigt.

Bericht zum 2. Fortsetzungsantrag auf analytische Therapie

Wichtige Ergänzungen

Alle Kinder sind zum Studium außer Haus. Der Ehemann hat vor eineinhalb Jahren eine dreistündige Analyse begonnen, was sich positiv auf das Zusammenleben auswirkt, allerdings noch kaum auf die nahezu ruhende Sexualität zwischen den beiden. Die Ehe lebt von einem hohen Grad von Kooperation und Kameradschaftlichkeit.
Sie hat die Beziehungen zum Vater weiter verbessern können, war allerdings tief enttäuscht über einen ihr zugesandten Lebensbericht, der seine Rolle im Dritten Reich weitgehend ausblendet, ebenso sein Verhältnis zu dem von ihm begangenen Doppelmord. Das Tabuklima in der zweiten Ehe des Vaters hat dazu geführt, dass die Stiefschwester, mit der sie sich angefreundet hatte, mit ihrem Elternhaus gebrochen hat und in ein anderes Land gezogen ist.
Die Mutter ist nun in einem Altersheim in der gleichen Stadt. Die Patientin besucht sie täglich, kommt aber meist verstört durch die lieblose und intrigante Art der Mutter in die Therapie. Die Mutter verhalte sich wie ein klammerndes, anspruchsvolles und entwertendes Kind.
Die Beziehung zum Mentor-Geliebten ist in ein ruhiges, kooperatives Fahrwasser gelangt, was den Schmerz über den Verlust des Liebespartners mildert. Wir haben gelegentlich über Entsagung gesprochen, sie konnte in der Sache zustimmen, wurde aber über den kitschigen Begriff regelmäßig wütend. Die Diagnose unverändert, aber in den meisten sozialen und innerseelischen Bereichen gemildert.

Behandlungsverlauf

Es gab weiterhin depressive oder verzweifelte Einbrüche, wenn sie den Mentor bei Konferenzen traf. Es wurde stärker deutlich, wie sehr er Idealfigur bei gleichzeitig stark realen Zügen war. Insofern lässt sich nicht einfach von einer Liebesgeschichte sprechen, sondern von der Beziehung zu einem rettenden Selbstobjekt, das gleichzeitig Liebhaber, väterliche Figur mit unerschütterlicher mütterlicher Zuwendung, Lehrer und begeisternder Anreger, also ein universales Liebesobjekt war, das ihr Leben vorübergehend heil machte, sodass sich von einer passageren Schiefheilung sprechen ließe, die aber etwas Glanzvolles hatte und das alle Seinsebenen umfasste. Entsprechend tief war der Absturz. Die innere Auflehnung dagegen war nachhaltig und konnte nur allmählich gemildert werden.

Die Trennung mobilisierte immer wieder alle früheren, zahlreichen Trennungserlebnisse, verbunden mit einem sehr fragmentierten Identitätsgefühl, weil sich ihre personellen wie räumlichen Erinnerungen auf zwölf Orte und ein Fülle von Betreuungspersonen beziehen, von denen sie sich meist ohne Vorwarnung und Hilfe lösen musste, da sich die Mutter in diesen Zeiten des destruktiven Abbruchs von beruflichen Stellungen und Suche von neuen Aufgaben in extremer Anspannung befand, wenn sie sich gerade wieder mit Arbeitgebern verkracht hatte. Die Patientin berichtet von grotesken Szenen des Umherreisens, bis die nächste Arbeitsstelle der Mutter gefunden war. Meist waren es kirchliche Heime mit einer Atmosphäre, die die Patientin oft als verlogen erlebte. Seither sei ihr der Zugang zur Religion gründlich verdorben.

Da die wichtigsten verloren gegangenen Personen nicht alle in die Übertragung zu bringen waren, gelang es uns durch direktes Ansprechen im Rollenspiel, sowohl die Trauer wie die oft nicht ausgedrückte Zuneigung zugänglich und erlebbar zu machen. Dabei stellte es sich heraus, dass sie zu zwei frühen Betreuungspersonen (eine davon eine nach der Zwangsarbeit in Deutschland verbliebene Russin) doch eine tiefere, etwa zweijährige Bindung entwickelt hatte, die zu einem partiellen Aufbau von stützenden mütterlichen Objekten geführt hatte. Die Mutter sah sie ja im Alltag kaum, und wenn, dann erschöpft und oft verbittert. Sie hatte zum zweiten Mal nach kurzer Zeit ihren Mann verloren, beim zweiten Mal durch die Schande der Verhaftung wegen zweifachen Mordes.

Ohne die beiden frühen Betreuerinnen wäre es kaum denkbar, dass ihr Leben doch von stabilen Objektbeziehungen gekennzeichnet ist: Ehemann, Kinder, Freunde und Freundinnen. Sie scheint eine immense Energie entwickelt zu haben, Menschen für sich zu gewinnen,

eine Fähigkeit, die ich ja auch an mir selbst bemerke, der ich eine stabile Sympathie entwickelt habe. Der Ehemann ist vor allem verlässliche Hintergrundfigur. Erst seit der Analyse des Mannes entsteht wieder eine innigere Beziehung zwischen den Eheleuten.
In der Therapie kommt es selten zu einer negativen Übertragung; sie bezeichnet mich als »positive Ordnungsmacht« in den Wirrnissen ihrer inneren und äußeren Biographie. Nur wenn meine Empathie einmal nachlässt oder wenn ich Dinge, die sie mir bereits erklärt zu haben glaubt, vergesse, neigt sie zu beißendem Spott oder anklagender Unzufriedenheit, die aber die Beziehung noch nie gefährdet haben. Sie möchte die therapeutische Beziehung auch nicht gefährden. Ihr Spott und ihre Kritik scheinen angemessen, haben in der nächsten Stunde aber schon wieder ihren Schrecken verloren. In gewissen Sinn bin ich auch ein positives Universalobjekt geworden, doch ohne Erotisierung, die uns nie fühlbar bedroht hat. Ein leicht flirtives Moment ist gelegentlich vorhanden.
Ihr Wunsch nach einer zweiten Stunde war nur kurzzeitig wach; sie ist mit der einen Stunde zufrieden und scheint gut damit arbeiten zu können. Das soll auch weiterhin so bleiben. Ich nehme an, dass sie damit instinktiv erreicht, dass die Therapie lange dauert und die vielen Trennungen langsam ausheilen können.

Änderungen des Therapieplans

Keine. Auch die dreistündige Analyse ihres Mannes hat nicht zu einem vielleicht neidischen Spiel mit mehr Stunden geführt. Sie erlebt ihn ohnehin als leicht erstarrt und in bewusstseinsfernem Unfrieden mit seiner Herkunft, sodass sie über seine drei Wochenstunden Analyse ganz froh ist. Er werde allmählich zu einem Gesprächspartner auch über psychologische Themen, was ihr Einsamkeitsgefühl ihm gegenüber mildert und eine neue Basis für eine gelungene Beziehung schafft.

Prognose

Weiterhin günstig, da kontinuierliche Fortschritte zu verzeichnen sind. Allerdings bewirkt die extreme Unstabilität ihrer frühen Objektbeziehungen immer wieder massive Einbrüche im Identitätsgefühl, in Depressivität, in Trauer und Entfremdung sowie eine sehr starke Entmutigung, wenn sie wieder einmal vollkommen erschöpft ist. Sie können ausgelöst werden durch schwierige berufliche Situationen, Begegnungen mit der Mutter, Abreisen von Kindern, Begegnungen mit dem Mentor, manchmal bei Ferientrennungen von mir. Ich habe ihr mühsam beibringen müssen, dass man sich auf der Couch auch erholen kann, was sie sich jetzt häufiger in den letzten zehn Minuten erlaubt. Da Leistung, die ihr ein Selbstgefühl – oft auch durch den bloßen Stress – vermittelte, ihre Überlebensform war, spielt das natürlich auch in die Therapie hinein.
Die Motivation ist nach wie vor hoch, sie strahlt über Fortschritte, findet Rückfälle nicht mehr so hoffnungslos dramatisch. Alles bedarf noch der Festigung und Vertiefung, vor allem mit den Folgen der totalen frühen (und jugendlichen) Instabilität. Das Wichtigste in ihrer Therapie scheint mir die Kontinuität als Garant eines allmählichen Niederschlags einer verlässlichen Objektbeziehung, die internalisiert werden kann. Wahrscheinlich lässt sich die frühe Familiengründung sogar partiell als Abwehr der Abgründe verstehen, als ein organisiertes Nest, das Halt gab.
80 Stunden genehmigt.

11.

Über die Rätsel von Gesundheit, Krankheit und Vaterschaft

Gutachten zum Antrag auf analytische Therapie

Spontanangaben

Zunächst, vor der Ankunft des Patienten, bin ich positiv gestimmt, weil die Stimme am Telefon sympathisch klang und ich mich freute, einen katholischen Theologen in Behandlung zu nehmen, der als Religionslehrer arbeitet. Es erscheint dann ein groß gewachsener Mann, der sehr rasch verlegen wirkt und aus dem ich viel herausfragen muss. Manchmal erscheint er regelrecht dumm und langweilig. Das erweist sich später aber als Schutzmaske, zum Beispiel gegen moralische Vorwürfe, die er intensiv in sich spürt und auch als Anklage auf den Interviewer projiziert.

Er leidet daran, dass seine Ehe am Zerbrechen ist; er ist es, der demnächst ausziehen will, empfindet das vor allem als Verrat gegenüber den drei Kindern (16, 14, 11). Seit zwei Jahren gebe es keine sexuelle Beziehung mehr zu seiner Frau, er könne mit ihr nicht reden. Sie ist derzeit wegen Erschöpfung in Kur, dort soll auch ein Paargespräch stattfinden. Seit fast zehn Jahren habe er eine Freundin, mit großen Unterbrechungen; diese hoffe noch immer, dass er sich trennt und sich ganz ihr zuwendet. Als er spürt, dass ich nicht moralisch reagiere, sondern nach seinen Gefühlen frage, wird er offener, und es kommt ein Lächeln auf sein Gesicht, das eine bubenhafte Schalkhaftigkeit verrät beim Bericht über sein Studium im Priesterseminar. Sein Gesichtsausdruck nimmt mich für ihn ein. Wegen seines Trennungsproblems, das ihn niederdrücke, fürchte er einen neuen Ausbruch seiner Colitis, die aber durch »Medikamente und Körperarbeit« abgeheilt sei.

Lebensgeschichtliche Entwicklung

Er ist etwas über vierzig Jahre alt, wuchs mit einem Vater (Wirtschaftsmanager) auf, der 25 Jahre älter war als die hübsche, später aber unglückliche Mutter, die, so erinnert er sich, in der Kirche oft weinte. Nach dem Abitur an einem Wirtschaftsgymnasium in einer katholischen Kleinstadt ging er zur Bundeswehr, der er nach vier Monaten entkam durch seinen Wunsch, Theologie zu studieren. Das Studium, das er ebenfalls als »kaserniert« erlebte, bestand die ersten Jahre nur aus »Sprachenbüffeln«, auch später habe er es nicht als geistiges Erwachen und Erwachsen-Werden erlebt, sondern mit viel Zwang zur Anpassung. Heimlich war er kontinuierlich »aufmüpfig«, lebte also mit einem Doppelgesicht.

Da er schon während des Studiums eine Freundin hatte (verheiratet, mit Kindern, doppelt so alt wie er), wollte er nach dem Examen nicht Priester werden, sondern schlug sich erst einmal als Taxifahrer und Hilfsreligionslehrer herum, bis er zum gymnasialen Referendariat zugelassen wurde. Einige Jahre war er dann Religionslehrer im kirchlichen, später als Beamter im staatlichen Dienst.

Die eigentliche geistige Erweckung sei die Ausbildung für die Telefonseelsorge gewesen, für die er seit gut zehn Jahren arbeitet, des Weiteren ein Grundkurs in Gestalt-Beratung.

Anamnese

Er habe sich immer als »Spielball des Schicksals« erlebt, kaum eine Entscheidung selbstständig getroffen. Obwohl in seiner Abiturklasse einige Mitschüler den Bundeswehrdienst verweigert hätten, habe er sich einfach hintreiben lassen. Auch ins Theologiestudium habe ihn ein älterer Freund gelotst, der wusste, dass man dann vom Dienst befreit wird. Er habe oft das Gefühl, neben sich zu stehen und beim Leben nur zuzuschauen. »Mich zu spüren kostet mich viel Energie.« Er ist sich seiner inneren Spaltung voll bewusst, nennt sie sein »System der Schubladen«, die nicht miteinander verbunden sind. Er sieht die Gefahr, ein »übler Zyniker« zu werden, weil er sein Leben nicht selbst steuert und früher jeder Versuchung zu einem Seitensprung früher erlegen war. Das gehe allerdings in den letzten beiden Jahren nicht mehr. Die angestrebte Trennung mache nicht nur Schuldgefühle, sondern auch Angst, sein ganzes Lebensgebäude mit ordentlicher Familie und ordentlichem Beruf könne zusammenbrechen. Noch sei ihm ein Auszug aus der Wohnung unvorstellbar, deshalb suche er auch nur halbherzig nach einer neuen. Da seine Mutter längst im Pflegeheim lebt, hat er sein Elternhaus geerbt und entdeckt, dass es zutiefst morsch, feucht und baufällig sei. Die Symbolik ist offensichtlich. Trotzdem versuche er mit viel handwerklichem, von ihm selbst geleisteten Aufwand, es zu sanieren.

Psychischer Befund

Der Patient wirkt einerseits gelassen, andererseits hinter der Maske unruhig und getrieben. Es ist die Schauseite und der Hintergrund. Sehr abfällig nennt er sich einen »Schleicher, der sich nicht traut zu sein oder zu zeigen, was und wie er ist«. Seine Existenz ist gekennzeichnet durch ein »Doppelleben«, wobei er staunt, wie leicht er Menschen hinters Licht führen kann. Er muss ja wohl auch, so denke ich, schon beim Beichten als Kind und Jugendlicher oft gelogen oder viel verschwiegen haben.
Allerdings bekam er einmal eine ihn erschreckende Quittung für seine Eskapaden während des Studiums, als er vom Ordinariat beinahe nicht eingestellt worden wäre wegen »erheblicher persönlicher Mängel«.
Er ist sich selbst unheimlich, ahnt durch seine Fortbildungen, dass etwas nicht stimmt, fühlt sich aber sich selbst und dem Leben gegenüber hilflos, vor allem, weil seine seelischen Überlebenstechniken nicht mehr funktionieren. Den Versuch, durch Icheinschränkung an Konflikten vorbeizukommen, habe ich im Erstgespräch deutlich erlebt. In der zweiten Stunde helfe ich ihm, ein Gespräch mit den Kindern über seinen bevorstehenden Auszug vorzubereiten, das er sich für den gemeinsamen Urlaub vorgenommen hat. Dabei weint er mehrfach und fühlt sich als »riesiger Versager«.

Psychodynamik

Die frühe Kindheit als einziges Kind und Wunschkind scheint gut verlaufen zu sein, abgesehen von möglichen ödipalen Konflikten zwischen junger, blühender Mutter und einem Vater mit großväterlicher Struktur und Erscheinungsweise, die sich erst später verdeutlichen. Gravierende Probleme tauchen erst auf mit dem Eintritt ins Gymnasium. Offensichtlich gab es eine innerfamiliäre Einübung in Spaltung und Unaufrichtigkeit, die mit dem hohen Altersunterschied der Eltern zusammenhing. Aus dieser Zeit des Jugendlichen stammt das Gefühl, für beide Eltern verantwortlich zu sein. Beim Mittagsschlaf überwachte er den Vater, fürchtete, er könne sterben, was er erst mit 95 tat. Dahinter steckt wohl nicht nur ein ödipaler Tötungswunsch, sondern gleichzeitig eine echte Sorge, weil er den Vater auch bewunderte und scheu liebte, allerdings ohne eine körperliche oder auch nur seelisch nahe Beziehung entwickeln zu können. Dafür musste er in der Schule viel Spott ertragen, weil die Freunde seinen Vater Opa nannten und er sich schämte. Als ihn einmal in Griechenland ein alter Mann spontan umarmte, hat ihn das lange Zeit voller Verwunderung und Sehnsucht beschäftigt. Mit dem Vater waren wohl auch keine ichstärkenden Konflikte möglich und eine Identifizierung wegen seiner Gebrechlichkeit eher bedrohlich. Die berufliche Tätigkeit des Vaters lag lange zurück. Eine Identifizierung mit der Mutter führte ihn eher in Anpassungsbereitschaft und Entschlusslosigkeit, sodass es regelrecht Leerstellen bei den inneren Objekten gibt. So kam es zum »Durchlavieren« als zwangsläufiger Lebensgestaltung. Rebellion und Selbstbehauptung fanden nur durch heimliche »Aufmüpfigkeit« und ziemlich freche Herausforderung der geistlichen Obrigkeit im Schutz der Nacht statt: Er schmuggelte seine verheiratete Freundin nachts ins Priesterseminar und huschte mit ihr durch die dunklen Flure, wenn sie einmal zum WC musste.

Diagnose

Persönlichkeitsstörung mit Identitätsspaltungen, leichten Depersonalisationserscheinungen, depressivem Hintergrund, Selbstwertstörungen; darüber ein ödipaler Konflikt mit der ursprünglich aussichtsreichen Position, sich wenigstens psychisch und in der Fantasie in den Besitz der Mutter und später der verheirateten Freundin zu bringen bei gleichzeitiger starker Strafangst durch die gesetzgeberischen Autoritäten (Vater, Seminarleiter, Bischof).

Behandlungsplan

Analytische Therapie, da es sich, wie beim realen Elternhaus, um eine tief greifende Sanierung handeln muss, mit Arbeit an der Strukturbildung und Ichstärkung. Einerseits muss das archaische Gewissen gemildert, andererseits ein positiv leitendes Gewissen und Ichideal aufgebaut bzw. gestärkt werden. Viel Auseinandersetzung mit Autorität. Umgang mit Väterlichkeit und positive Triangulierung statt Spaltung.

Prognose

Günstig durch hohen Leidensdruck und eine nicht sehr analytisch klingende Kategorie: Wille zum Wachstum, der in den probatorischen Sitzungen deutlich wurde. Der Therapeut wurde erlebt als ein zunächst nicht sehr emotional zu besetzender Fachmann, der ihm hilft, seine divergierenden Teile zusammenzusetzen. Dahinter wird die Sehnsucht nach einer väterlichen Person spürbar, die er lieben und an der er sich abarbeiten kann.
80 Stunden genehmigt

Fortführungsantrag für analytische Therapie

Ergänzungen zu Punkt 1 bis 3 des Erstantrags

Der Patient war inzwischen zu Hause ausgezogen und hatte eine kleine Wohnung genommen. Es erwies sich aber, dass die seelische

Erkrankung der Ehefrau zunahm, sie war einige Male in der Psychiatrie und in einer psychosomatischen Klinik. Deshalb ist der Patient wieder zu den drei Kindern in die ursprüngliche Wohnung gezogen und die Ehefrau in die kleine Ausweichwohnung, die sie seither bewohnt.
Der Patient ist nun alleinerziehender Vater, und das ist neben seinem vollen Lehrdeputat eine aufreibende, wenn auch erfüllende Aufgabe. Sie zwingt ihn, sich nicht nur um ein Verständnis der Kinder zu bemühen, sondern um Verpflegung, Kochen, schwierige Grenzziehungen usw. Da ihm manche eigenen Gefühle wie die der Kinder oft fremd sind, übe ich mit ihm anstehende Gespräche mit ihnen im Rollenspiel.
Die Beziehung zu seiner Freundin hat sich trotz gelegentlich schwerwiegender Streitigkeiten vertieft, sodass für den frühen Herbst ihr Einzug in eine neue große Wohnung vorgesehen ist, ein Entschluss, der beide immer wieder ängstigt.
Die älteste Tochter nähert sich dem Abitur. Die Existenz der Freundin stellt alle Beteiligten vor schwierige Loyalitätsprobleme der kranken Mutter und Ehefrau gegenüber, die in ihrer Wohnung sozialpsychiatrisch versorgt werden muss.
Das Leben des Patienten ist eingezwängt zwischen seinen vielfältigen Pflichten, sodass er, wie er sagt, zeitweise kaum zur Besinnung kommt. Seine Rolle als alleinerziehender Vater lebt er in bewundernswerter Weise, vielleicht auch als Abtragen einer spät empfundenen Schuld gegenüber seiner Frau, deren seelische Erkrankung er manchmal als eine direkte Folge seiner Abwendung und seiner jahrelangen Untreue erlebt.
Diagnostisch ist zu sagen, dass sein strukturierendes Ich eine erhebliche Stärkung erfahren hat, sodass die Angstzustände, in denen er fürchtet, er könne sein Leben nicht bewältigen, nachgelassen haben.

Therapieverlauf

Der Patient hatte einen erheblichen Widerstand gegen die Übertragung: Er behielt mich in der Rolle des neutralen Fachmanns, mit dem er sein Leben durchsprach. Dabei ließ er immer wieder erkennen,

wie schwer es ihm falle, in die Stunde zu kommen. Gefühle sind für ihn einfach anstrengend, ebenfalls der Druck zur Introspektion, dem er gerne ausweichen würde. Er wollte über längere Zeit lieber nicht genau wissen, was in ihm vorgeht. Die Frage bekommt gelegentlich eine heitere Seite, wenn ich die Stunde mit der Beichte vergleiche, zu der er sich als Kind und Jugendlicher ebenso unwillig geschleppt hat, auch wenn hinterher eine gewisse Erleichterung geboten wurde.
Ganz allmählich, aber sehr vorsichtig, ist es ihm möglich, über seine Beziehung zu mir zu sprechen und nach meiner zu ihm zu fragen. Es gibt Vorläufer väterlicher Figuren in seinem Leben, ein Pfarrer und ein Seminarleiter, allerdings war dort nie explizit von so anstrengenden Dingen wie Gefühlen die Rede. Da seine Freundin einige Male mitkam, konnte ich den oft stockenden Austausch von Gefühlen wieder etwas in Fluss bringen. Hinter seiner kühlen Fassade kommt dann ein sehr sensibler Mann zum Vorschein, der auch zu Tränen fähig ist, dem es aber als ein großes Risiko erscheint, auch von seinen Schwächen zu sprechen. Sie beklagte sich lange, dass sie emotional an ihm abpralle. In ihrer Verzweiflung schien sie sogar bereit, die Beziehung scheitern zu lassen. Je mehr er Druck zur Sexualität machte, desto öfter verweigerte sie sich.
Neu ist, dass er in den Stunden von selbst bestimmte Themen anschneiden kann, dass er also bewusst das Risiko auf sich nimmt, mit heiklen Gegenständen in Kontakt zu kommen und zunächst einmal eine gewisse emotionale Inkompetenz zu erleben. Gelegentlich teile ich mit, was ich in einer seiner schwierigen Situationen erleben würde. Das gibt ihm ein Stück Orientierung zur Beachtung der eigenen Gefühle.
Die horizontalen wie die vertikalen Spaltungen haben sich gemäßigt: verschiedene Lebensphasen erscheinen nicht mehr so sehr befremdlich weit auseinander liegend, sondern er kann sich als Kind und Jugendlicher und als junger Mann erkennen und muss nicht mehr Hohn und Spott über sich selbst ergießen oder sich schämen, wie er damals war.
Er erträgt allmählich die Tatsache, dass er sich nie offen aufgelehnt hat, sondern Widerstand als Heimlichkeit agierte, als Tarnkünstler; unter anderem machte es ihm wenig aus, Schulzeugnisse zu fälschen, damit der alte Vater sich nicht zu sehr aufregte.

Mit horizontaler Spaltung meine ich das psychische Anordnen der für ihn weit auseinander liegenden Lebensbereiche, die voneinander abgeschottet werden: Schule, berufspolitisches Engagement, Familie, Freundin usw. Er fängt an zu merken, dass es jeweils die gleiche Person in den verschiedenen Lebensfeldern ist, auch wenn er sich oft völlig unterschiedlich fühlt und mehrere Identitäten an den Tag legt. Wenn ich ab und zu nach seiner Beziehung zu mir frage, ist manchmal verlegenes Erröten die Folge. Da er mit dem einen oder anderen Freund vorsichtige homoerotische Erlebnisse hatte (er wurde dabei immer eher passiv und erstaunt »angemacht«), nehme ich an, dass für ihn Sympathie zu einem Mann mit homoerotischen Gefahren verbunden ist. Eine kontinuierliche Sympathie mir gegenüber ist zwar erkennbar, aber sie hält sich auf sehr kontrolliertem Wärmegrad. Er habe aber einige gute Freunde, wenn auch weit weg wohnend. Typisch mag es sein, dass er einmal mit seiner Freundin in Ferien fahren wollte, aber sein Freund sollte dabei sein, und es sollte gar in dessen Ferienwohnung gelebt werden. Es fühlte sich an, wie wenn die Freundin ein Schutz gegen den Freund und der Freund ein Schutz gegen die Freundin sein sollte: sozusagen ein In-Schach-Halten oder Dämpfen der Gefühle in beide Richtungen. Die Freundin war absolut empört.

Die seelische Flexibilität hat zugenommen. Zwischen uns ist sehr viel mehr Gelächter möglich als zu Anfang. Gefühle sind nicht mehr nur eine Gefahr, sondern auch Reichtum. Er hat nur Angst, sie könnten ihn wegschwemmen, wie es ihm manchmal im Kino oder bei bestimmten Gesprächen mit den Kindern passiert.

Ergänzungen zur Diagnose

Es gibt ein klares Streben zu seelischer Kohärenz, auch wenn die Schritte dorthin durch Ängste und Verwirrung gehen. Seine Tendenz zu sexuellen Abenteuern ist inzwischen, trotz gelegentlicher Verlockungen, beherrschbar, nicht zuletzt, weil er die Beziehung zu seiner Freundin nicht gefährden will und weil Lügen inzwischen zu einer vergangenen Phase seines Lebens gehört. Außerdem braucht er den Reiz des Verbotenen nicht mehr, um sich zu fühlen.

Ich bin ein Beichtvater, der nicht urteilt, sondern zu verstehen sucht. Dadurch werden die Schuldgefühle nicht mehr externalisiert, sondern er muss direkt mit ihnen in seinem Inneren umgehen.

Therapieplan

Arbeit weiter einstündig, aber statt dem Sitzen in absehbarer Zeit auf der Couch. Instinktiv scheine ich ihm bisher eine stärkere Regression erspart zu haben, sie scheint mir aber immer mehr angezeigt. Mit weiteren 80 Stunden sind zwei weitere Jahre therapeutischer Arbeit möglich bei einer Intensität und einem Tempo, das für ihn angemessen scheint.

Prognose

Weiterhin günstig, bei geduldiger Arbeit. Man könnte den Vorgang eine langsame Ausweitung der Seele bezeichnen, weil nicht nur die intellektuelle, sondern auch die affektive Kompetenz zunimmt und einen verdrängten bzw. unentwickelten Reichtum zutage fördert, der ihm erlaubt, ein weniger defensives und heimliches Leben zu führen.
80 Stunden genehmigt.

12.

Trauer und Schuldgefühl um einen schweren Verlust

Antrag auf analytische Therapie

Bisherige Sitzungen: Selbst bezahlt 35 Stunden.

Spontanangaben

Zwei Dinge stehen bei der ca. 50-jährigen Patientin, Psychologin im Behördendienst, im Vordergrund:

1. Eine seit der späten Schulzeit massiv beeinträchtigende Erythrophobie, die ihr auch im Beruf, bei Sitzungen, aber auch beim Eintreten von Patienten oder Kollegen zu schaffen machen kann.
2. Der etwa drei Jahre zurückliegende Unfalltod ihres Sohnes einige Jahre nach der Trennung und Scheidung von ihrem Mann. Sie könne nicht Abschied nehmen, sei depressiv, quäle sich mit Schuldgefühlen und übergroßer Angst um die beiden jüngeren Kinder. Sie komme mit den pubertären Abgrenzungsbewegungen ihres jüngeren Sohnes nicht zurecht. Manchmal fühle sie sich selbst wie tot und überlebe durch »Funktionieren« und aus Verantwortungsgefühl gegenüber den beiden Kindern, die sie noch bräuchten. Seit der Trennung von ihrem langjährigen Freund, der sich zu sehr an sie geklammert habe, sei sie sehr vereinsamt und lebe depressiv zurückgezogen.

Anamnese

a) Die Patentin suchte wegen Erythrophobie und Gehemmtheit bereits als Studentin psychotherapeutische Hilfe, scheiterte aber mehrmals, u.a. weil der erste Therapeut sie für gesund erklärte und meinte, sie solle sich erst einmal ausleben. Bei einem Analyseversuch (über zwei Jahre) spürte sie wohl die depressive Zurückgezogenheit der Analytikerin und brach ab; die Therapeutin nahm sich später das Leben. Während einer Gruppentherapie verunglückte ein Freund, der ebenfalls in der Gruppe war, tödlich. Was als endloser »Psychotrip« angesehen werden könnte, ist eine Kette vergeblicher Versuche, Hilfe zu finden.

Die Patientin ist im letzten Kriegsjahr geboren als drittes Kind eines Landarztes. Die ersten Lebenswochen sind bestimmt von Bombenalarm und Bombardierungen. Mit Kriegseinsatz und Gefangenschaft war der Vater insgesamt fast 10 Jahre von der Familie entfernt. Er kehrte gebrochen und verhärtet zurück, war ein »Asket«.

Die Mutter wird geschildert als beladen mit einem »Hygienetic« und Sauberkeitswahn, der so weit ging, dass die Kinder die Mutter, wenn sie vom Spielen oder der Schule kamen, nicht berühren durften. Ein Versündigungs- und Schuldkomplex der Patientin führte zu einem Zwang, in enger katholischer Bigotterie häufig zu beichten, sodass sie eines Tages aus dem Beichtstuhl geworfen wurde. Eine rigide Moral und eine übertrieben religiöse Erziehung führten dann um die Pubertät herum bei der Patientin zu einer religiösen Neurose mit Selbstkasteiungen und dem Wunsch des vitalen Mädchens, nach dem Abitur in ein Kloster einzutreten. Es lässt sich vermuten, dass es sich bei der Familie, vom ursprünglichen katholischen Milieu abgesehen, um eine leicht fanatische Rechristianisierung nach der NS-Zeit handelt.

b) Die körperliche Entwicklung scheint normal, eine vom Vater geförderte Sportlichkeit und Tüchtigkeit wurde »vorgeführt«. Es gab qualvolle Spannungszustände bei den Familienmahlzeiten, die von ihr mit der späteren Erythrophobie in Zusammenhang gebracht werden.

c) Psychische Entwicklung: Die Patientin galt zunächst als »fröhliches Kind«, was wohl ihre einzige Chance als vermutlich belastendes oder vielleicht nicht mehr willkommenes Kind gegen Kriegsende war. Nach der Geburt des vierten Kindes einige Jahre nach Kriegsende wird die Mutter als dauerhaft erschöpft und häufig krank geschildert. Mit der Pubertät der Patientin drehte sich alles um: Sie wird schwierig, findet aber kaum Aufmerksamkeit, will »heilig« werden, um wenigstens von Gott geliebt zu werden. Sie schildert, wie der Vater, als sie ihn als Mädchen einmal von hinten umarmte, als er am Schreibtisch saß, total erstarrte und sie zurückwies. Mit sechzehn fasste sie den Entschluss, Psychologie zu studieren, der unverrückbar blieb. In der Familie herrscht eine hohe Leistungsbetonung, sie fühlt sich gegenüber dem Bruder, der Professor wurde, und der älteren Schwester, die als Internistin ein Mehrfaches ihres Einkommens verdient, unterlegen. Sie war tief erschrocken, als sie gegen Ende der Pubertät eine Epilepsie entwickelte. Die Schwester galt als hübsch und weiblich, die Patientin als »Gretchen«. Vermutlich gibt es, mindestens unbewusst, eine Verknüpfung von Weiblichkeit und »Fallsucht«. Die Beziehungsprobleme sowie die Sexualität scheinen also mehrfach überlagert von Angst.

d) Sozialpsychologische Entwicklung: Sie heiratet während des Studiums relativ früh einen Medizinstudenten, der sich, als Taxifahrer jobbend, in sie bei ihrer ersten Taxifahrt verliebt. Sie liebt ihn nicht, ist aber von seiner fast fanatischen Werbung beeindruckt, der in ihr die »Fee« seines Lebens erkennt. Sie versucht zunächst, unter hohem Leistungsdruck Beruf und Kinder zu verbinden, wiederholt sogar einige »Abschiebungen« der Kinder, die sie als Kind selbst erlebt hat (u. a. zu den Großeltern), was zu späteren Schuldgefühlen führt. Der Mann nimmt inzwischen eine hohe Position ein. Die Ehe endete in Leere und Fremdheit.

Derzeitiger Befund

Gute Intelligenz bei gleichzeitigen starken Selbstwertzweifeln; oft am Rande der Erschöpfung durch Beruf und Kinder, denen sie, nach dem Tod des Ältesten, Stabilität geben will. Hohe Krankheitseinsicht und Motivation, guter emotionaler Kontakt bei stark regressiver Übertragungsbereitschaft: suizidale Tendenzen nicht bedrohlich, aber in Identifikation mit dem toten Sohn vorhanden. Nach den vergeblichen Therapieversuchen, der gescheiterten Ehe, dem Tod des

Sohnes hochgradig resignative Stimmungen; keine Bewusstseinsstörungen, keine Wahnsymptomatik.

Somatischer Befund: unauffällig

Psychodynamik

Durch den Unfalltod des ältesten Sohnes kommt es zu schockartigen Verlassenheitsgefühlen und einer Schuldthematik, die wohl generationsübergreifend bei ihr ausbricht. Sie quält sich mit tiefen Zweifeln an ihrer Fähigkeit zur Einfühlung, fragt sich grübelnd, ob eventuelle suizidale Neigungen des Sohnes mit diesem Einfühlungsmangel zusammengehangen haben könnten. Sie kann nicht fassen, dass sie vorher wenig bemerkt hat von seinen Stimmungen oder beunruhigt war. Sie war in der Zeit vor dem Tod mit einem Künstler befreundet, mit dem sie zum ersten Mal schuldfrei Sinnlichkeit leben konnte, der sich aber auch regressiv an sie anklammerte und, ähnlich wie ihr früherer Mann, »Erlösung« und Halt suchte. Durch den Tod des Sohnes tauchte die Verknüpfung von Sexualität und Schuld plötzlich wieder auf, ebenso die Verbindung von Nähe und Verlassenwerden. Der Verstärkung der Erythrophobie in letzter Zeit scheint ein Bündel von unbewusster Dynamik zugrunde zuliegen: auf der hysterischen Ebene die unbewusste Sexualisierung von Kontakten, die vielleicht durch eine vermutlich sexualisierte Rivalitäts- und sogar sadistische Demütigungsbeziehung des älteren Bruders zu ihr vorgebahnt war. Das massive körperliche Zurückschrecken des Vaters vor ihr (nach zehnjähriger kriegsbedingter Abwesenheit und in gestörter Ehe) spricht aber auch für eine mindestens unterschwellige und stark abgewehrte Erotisierung der Vater-Tochter-Beziehung; weiter besteht eine starke Scham über den Tod des Sohnes und den dadurch vor das innere »Gericht« gelangten symbiotisch-erotisierten Beziehungsanteil zu ihm, verbunden mit Schuldgefühlen; weiter: In der prüden Familie gab es schon früh eine hohe Sexualisierung des Fantasielebens mit dem Versuch, dies durch Frömmigkeit unter Kontrolle zu bekommen; ein Anteil stammt aus der Identifizierung mit der als unerträglich hysterisch bezeichneten Mutter: Die Patientin spürt eine Identifikation mit diesem Anteil, den sie nicht unter Kontrolle bekommt, ich bezeichne ihn als »aufgesetzte Hysterie« durch ungewollte Identifizierung mit der Mutter, zu der es kaum anderen Zugang gab.

Diagnose

Hysterie-förmige Identitätsstörung mit Bedrohung durch Depression und Panik; noch abgewehrte Trauer um den Sohn (und Familie) mit hohem Kraftverbrauch durch Doppelbelastung. Depression und Erstarrung statt Trauer, wegen der Angst, die Trauer nicht bewältigen zu können; Selbstwertstörungen mit der Gefahr einer resignativen Lähmung.

Behandlungsplan

Nach halbjähriger einstündiger Therapie, die zum Teil noch Kriseninterventon zu sein schien, und Festigung der therapeutischen Beziehung: analytische Therapie. Dauer: 150 bis 250 Stunden. Zielsetzung: innere Trennung vom Sohn, Bearbeitung des Schuldthemas und der Identifikation mit dem Toten; Arbeit an den starken Selbstwertstörungen, die durch die ironischen Entwertungen durch Vater wie Bruder gefördert wurden; Förderung eines »schuldfreien« Bildes von Weiblichkeit und den hochgradigen Versagensgefühlen.

Prognose

Bei der hohen Motivation, der Krankheitseinsicht wie dem Leidensdruck: günstig.
160 Stunden genehmigt.

13.

Selbstfindung als Programm

Antrag auf analytische Psychotherapie

Spontanangaben

Der Patient klagt über starke depressive Verstimmungen, Hoffnungslosigkeit, Vergeblichkeit seines Lebens. Er hat sich vor einigen Monaten nach zwölfjähriger Ehe von seiner Frau (relativ erfolglose Schauspielerin) getrennt und wird von starken Schuldgefühlen niedergedrückt, die die Ehefrau zu nähren versteht. Es gibt starke Todeswünsche und die Bereitschaft zu Selbstverletzungen. Er zeigt mir erhebliche Schnitte am Oberarm von einer Krise vor wenigen Monaten.

Psychischer Befund

Das Leben in Kindheit und Jugend ist von zwei Aspekten geprägt: In einer sehr unglücklichen Ehe der Eltern hatte er das Goldkind der Mutter zu sein, war dadurch zur Parteinahme gezwungen, was ihn vom Vater entfremdete. Dieser war als zum Jähzorn neigender Alkoholiker der mütterlichen Verachtung anheimgegeben, der Junge zum Bündnis gegen ihn gezwungen. Trotzdem blieb die Ehe äußerlich stabil, was zu einer affektiven Verwirrung des Kindes und Jugendlichen beitrug. Er spürte in sich drei Tendenzen: die Mutter zu beschützen, die Familie zusammenzuhalten und doch noch eine verborgene Beziehung zum Vater halten zu können.
Ein weiterer Aspekt: Der Patient hatte eine starke, lang anhaltende Schreib-Lese-Schwäche, die sein Selbstwertgefühl stark unterminierte. Das Thema ist so schambesetzt, dass er mir erst in der zehnten Stunde darüber berichten konnte. Die daraus folgende demütigende

Schulsituation hat ihn über lange Jahre auch später noch gequält. Er bricht in ein befreites Gelächter aus, als ich frage, ob nicht ein tiefer und schmerzlicher Protest hinter dem Versagen stecken könnte. Erst in den letzten Gymnasialjahren kann es zu einer Besserung; aber die Orthographie-Unsicherheit blieb bis heute, sodass der Patient es weit gehend zu vermeiden sucht, eigene Texte zu schreiben. Er sagt resigniert: »Ich kann es eben nicht.« Trotz manchen Erfolgen im Beruf als Ingenieur ist dieses »Ich kann es eben nicht« ein ständig drohendes Grundgefühl.
Starke Schwankungen im Selbstwertgefühl sind begleitet von ebenso starken Anfällen von Schuldgefühl wegen der Trennung – auch wegen des 9-jährigen Sohnes, dem er meint, das sichere Nest zerstört zu haben, der aber gut zurechtzukommen scheint damit, dass die endlosen Streitereien beendet sind. Wenn Selbstwertstörungen und Schuldgefühle kumulativ zusammenkommen, sitzt er weinend vor mir und spricht von seinen Todeswünschen. Er nennt es »Abschied nehmen«.

Psychodynamik und biographische Anamnese

Über einige Jahre hat er in mehreren Städten als Hochbauingenieur gearbeitet. Die Rettung der Ehe der Eltern als unmögliche Aufgabe schleicht sich immer wieder in den verschiedensten Konstellationen in sein Leben ein: Er hatte z. B. bei einem Bauvorhaben eine unmögliche gruppendynamische Aufgabe, nämlich die Zusammenführung von zerstrittenen Gruppen zu einem gemeinsamen Projekt, übernommen (neben seinen künstlerisch-technischen Aufgaben). Als dies nicht honoriert wurde, war er einem Zusammenbruch nahe.
Er hat das Gefühl, zwölf Jahre um das Gelingen der Ehe gekämpft zu haben, und fühlt sich erschöpft, ist aber immer wieder tief unsicher, ob er nicht vor einer (unlösbaren) Aufgabe flieht. Nach dem Willen der Ehefrau sollte er ihr Therapeut, Berater und Beschützer sein.

Diagnose

Depression aufgrund von unlösbaren psychischen Aufgaben und Trennungsschuld.

Behandlungsplan

Mir scheinen gut zwei Jahre einer einstündigen Therapie notwendig, um zu einer Lösung von widersprüchlichen inneren Aufträgen zu kommen; um das Selbstwertdefizit auszugleichen; vor allem aber: eine nicht von der Mutter verachtete männliche Identität zu erarbeiten und das kreative Potenzial von der Schuld des Ausbruchs zu befreien.

Prognose

Günstig: Hoher Leidensdruck, Krankheitseinsicht, Neugier auf einen heilsamen Einblick in seine undurchschauten Verstrickungen.
Beantragt: Analytische Therapie, 80 Stunden beantragt, genehmigt.

Fortsetzungsantrag zur analytischen Therapie

Wichtige Ergänzungen

Der Patient ist sehr scheu und kaum gewohnt, dass sich ihm ein väterlicher Mensch mit Geduld und Einfühlung zuwendet. Dies steht scheinbar in einem Gegensatz zu seinen Erfahrungen als jugendlicher Leistungsschwimmer mit seinen Trainern, mit denen er gute Erfahrungen gemacht hat. Aber sie waren eben doch mehr an seiner Leistung als an seiner Person interessiert. Als dies in der Therapie deutlich wird, taucht Trauer auf und ein Gefühl, sich getäuscht zu haben oder getäuscht worden zu sein in seiner riesigen Vatersehnsucht.

Die Trennung von seiner Frau ist unter großen seelischen Schmerzen vollzogen, schwierig vor allem durch die niederdrückenden Schuldgefühle; sie hat ihn zum Teil öffentlich bloßgestellt und angeklagt, hat etwa ein Jahr lang Druck gemacht, bis sie in der Lage war, mit ihm über den gemeinsamen Umgang mit dem Kind zu verhandeln. Das Ingenieurbüro, das er mit zwei Kollegen gegründet hat, muss sehr kämpfen, und zur Zeit ist es ungewiss, ob es weitergeführt werden kann angesichts der enormen Konkurrenz auf seinem Sektor. Dies ist eine Quelle stetiger Unruhe und gelegentlich großer Niedergeschlagenheit mit starken Versagensgefühlen.

Ergänzungen zur Psychodynamik

All dies führt dazu, dass manche Stunden noch eher einer Krisenintervention gleichen als einer kontinuierlichen Analyse. »Es ist wieder viel passiert«, ist einer seiner viel gebrauchten Sätze am Beginn der Stunde, und dann kommt eine Fülle von Lebensschwierigkeiten, die es erst einmal zu sortieren und mitzufühlen gilt.
Die fortdauernde Wirksamkeit des aus der jahrelangen Schreib-Lese-Schwäche stammenden Grundgefühls »Ich kann es eben nicht« zeigte sich erneut bei der umfangreichen Abrechnung einer Bauabwicklung mit dem städtischen Rechnungsprüfungsamt: Er saß viele halbe Nächte und erhielt das Konvolut doch zweimal als unfertig zurück (für ihn wie eine schlechte Schularbeit), was eine längere depressive Niedergeschlagenheit auslöste. Hier haben sich kritisierende Lehrer und spottende Schulkameraden zu einem konglomeratähnlichen Introjekt verdichtet, das noch immer jederzeit mit demütigendem Hohn drohen kann. Es wurde sicher durch die ablehnende Haltung des Vaters vorbereitet; vermutlich hat aber die alles beschönigende Mutter, die er dennoch als hilfreich und stabilisierend erlebte, das Ichideal auch ein wenig korrumpiert, sodass einige leicht illusionäre Züge und Größenfantasien entstanden sind, die sich in schwierigen architektonischen Projekten niederschlagen, für die er sich Absagen einhandelt.
Die Teams an Bauten, für die er in mehreren Städten einige Jahre als Projektleiter gearbeitet hat, waren so etwas wie Familienersatz, wobei

tiefere Wünsche nach Väterlichkeit, etwa bei den Bauherren, ebenfalls enttäuscht wurden.
Ganz neu ist ein intensives Körpererleben, das ich in dieser starken Ausprägung noch nie beobachtet habe: Der Patient spürt in sich räumlich sehr deutlich ein kleines Kind, vier bis fünf Jahre alt, das aufgehört hat zu wachsen, weil es eine wichtige Nahrung, den Vaterkörper, nicht bekommen hat. Die schwankende Kluft zwischen dem Kleinen und der erwachsenen Person spürt der Patient zunehmend deutlich, manchmal verwundert, manchmal belustigt, manchmal verstörend. Wenn »der Kleine« sich vehement meldet, muss der Patient sich zum erwachsenen Rollenspiel regelrecht zwingen. Nur ganz wenige Personen dürfen von dem Kleinen erfahren, weil diese Art männlicher Schwangerschaft mit einem wichtigen Selbstanteil mit Scham belastet ist. Wenn die beiden »Partner« weit auseinander driften, fühlt sich der Erwachsene leer und resigniert. Wenn ich mit der Hand, neben ihm auf der Couch in meinem Stuhl sitzend, die Umrisse des Kleinen in seinem Oberkörper nachspüre, erlebt er sich glücklich »zusammengesetzt«.

Bisheriger Therapieverlauf

Es hat den Patienten sehr entlastet, als ihm mit meiner Hilfe deutlich wurde, dass er sich mit einer therapeutischen Aufgabe in der Ehe übernommen hat (die Frau ist durch frühen Missbrauch schwer traumatisiert). Die Aufgabe war der Preis, den er für sein Angenommen-Sein durch sie trotz seiner großen Minderwertigkeitsgefühle zu zahlen hatte.
Die bisherige Therapie war ein Sich-langsam-daran-Gewöhnen, dass es für ihn Väterlichkeit geben kann. Dazu gehört, dass er ab und zu einfach erschöpft sein darf, dass ihm etwas erklärt wird, und dass er vorsichtig Zuneigung und Dankbarkeit entwickeln kann, ohne etwas leisten zu müssen. Die Angst, dies wieder zu verlieren, ist so groß, dass er in den letzten Wochen mit den zu Ende gehenden 80 Stunden nur noch einmal pro Woche kommt, weil er Angst hat, die Vergünstigung, fast die »Gnade«, könnte ihm wieder genommen oder nicht verlängert werden. Die bedrohlichen Objekte bin ich mit ihm im

Rollenspiel angegangen, aus der Sorge heraus, dass er zu früh mit einer ängstigenden negativen Übertragung konfrontiert würde. Da hat neben der Affektklärung (als Gegenpol zu seiner affektiven Verwirrung) auch zur Möglichkeit negativer Gefühle geführt, die er etwa seiner Frau gegenüber, von bedrohlichen Ausbrüchen abgesehen, nie äußern konnte; ebenso gegenüber seinem Vater. In der Realität hat sich zum Vater ein vorsichtiger Brückenschlag anlässlich dessen achtzigstem Geburtstag angebahnt.

Diagnose, Behandlungsplan und Prognose

Unsicherheit der männlichen Identität; depressive Einbrüche bis depressive Grundstimmung; Selbstunsicherheit und narzisstische Verletzlichkeit.
Zweistündige analytische Therapie. Prognose gut, bei längerer therapeutischer Begleitung.
(Beantragt: Fortsetzung der analytischen Therapie, beantragt 80 Stunden, genehmigt)

14.

Vom Schicksal eines schwarzen Schafes

Bericht zum Erstantrag auf analytische Therapie

Spontanangaben

Die Patientin, etwa 45 Jahre alt, wandte sich brieflich an mich; sie hatte vor einer Reihe von Jahren einige Zeit an meiner Supervisionsgruppe für Berater teilgenommen. Ich wusste also, dass sie sich einerseits in einer akuten Krise an mich wandte, andererseits seit längerem ratlos und mit zum Teil heftigen Depressionen auf ihre Lebenssituation reagierte.
Seit einigen Monaten lebt die 13-jährige Tochter bei ihrem in der Nähe getrennt lebenden Mann, der eine neue Freundin hat. Die Patientin hat Angst, als Mutter versagt zu haben. Sie »gönnt« der Tochter den Vater, leidet aber unter großer Eifersucht. Sie erlebt den Auszug der Tochter, dem sie zugestimmt hat, als schwere Niederlage, hat das Gefühl, sich nicht wehren zu können. Es dominieren Gefühle von Sinnlosigkeit und Leere, dann gibt es wieder aktive Aufschwünge.

Lebensgeschichtliche Entwicklung und Anamnese

Der Vater war Förster, jüngstes von 7 Kindern, dessen Mutter starb, als er siebzehn war. Er »verschleppt« seine Frau in ein einsames Forsthaus, wo sie sich unglücklich fühlt, bei Jagdgesellschaften aber aufblüht und heftig flirtet. Die Eheschließung erfolgte wegen einer Schwangerschaft, die Familie des Vaters blieb feindselig. Die Eifersucht des Vaters auf seine Frau, die bei geselligen Anlässen brilliert, ist sehr ausgeprägt. Er selbst wird wegen einer Magenoperation früh-

pensioniert. Durch seine Versetzungen kam es zu zahlreichen Orts- und Schulwechseln.
Ein älterer Bruder (+ 13) ist der Liebling der Mutter, eine ältere Schwester (+ 5) Liebling des Vaters; sie selbst ist mit wenig Aufmerksamkeit und Zuwendung aufgewachsen.
Die Patientin ist als Kind viel krank, Rachitis, Erkältungen, langes Bettnässen und Daumenlutschen bis 18 J., also bis zur ersten Verlobung. Die Konstitution ist schwächlich, aber sehr zäh.
Lebensskript: Sie sucht weite Entfernung von der Familie, schafft einen gewissen Aufstieg trotz unterbrochener Schulbildung, das Gymnasium wurde nach erfolgreichem vierten Jahr abgebrochen – dann Handelsschule, die sie nicht beendet, weil sie »arbeiten will«. Ihre Dauererfahrung in ihrer schmerzlichen Wahrnehmung: begabt, aber nicht gefördert, Abbrüche. Viele Arbeitsstellen, bei denen sie Rollen erhält, die über ihrem Ausbildungsniveau liegen, die sie aber trotzdem meistert. Lebensthema: »sich hocharbeiten«: Die Abfolge von Laufmädchen, Fakturistin, Sekretärin, Assistentin, Mitarbeit im Management, Flirt oder intime Beziehung zum Chef ist eine typische Verlaufskurve.

Nach einer gruppendynamischen Ausbildung hilft sie dem Leiter, ein Ausbildungsinstitut für Gruppendynamik zu gründen, kommt viel zu rasch selbst in eine Lehrer- und Leitungsrolle, lebt ein langjähriges Verhältnis zu ihrem Ausbilder. Sie hat Erfahrung mit einer Jung'schen Therapie und analytischer Gruppendynamik sowie mehrere Ausbildungen in körpertherapeutischen Verfahren.
Vor einigen Jahren absolvierte sie eine tiefenpsychologisch fundierte Therapie (1½ Jahre), sie bringt eine gewisse Stabilisierung, löst aber nicht die Grundkonflikte.
Danach taucht sie ein in die therapeutische Subkultur, nimmt an unzähligen Workshops teil, bei denen sich immer Selbsterfahrung (Therapiewünsche) mit der Ausbildungssituation vermischen. Leicht suchtartige Häufung von Selbsterfahrung, zum Teil in der Hoffnung auf endlichen Erwerb eines ausreichenden Selbstwertgefühls und der Überwindung der Einsamkeit. Längste Ausbildung: Atemtherapie, aber kein Zertifikat wegen der als sehr kränkend erlebten Ablehnung ihrer schriftlichen Abschlussarbeit.

Seit längerem arbeitet sie in privater »Berater«- und Selbsterfahrungspraxis, in der sie Atem- und Körperarbeit anbietet, einzeln und in Gruppen.
Insgesamt sammelt sie eine große Fülle von Fortbildungen mit dem hohem Ideal einer sozialtherapeutischen Arbeit – sie fährt immer wieder für einige Zeit ins Ausland, um dort mit weiblichen Gewaltopfern zu arbeiten. Sie baut auch an bedrohtem Ort für eine Hilfsorganisation ein Institut für traumatisierte Frauen auf und fühlt sich dort intensiv gebraucht, später in kränkender Form ausgebootet.

Psychischer Befund

a) Emotionaler Kontakt gut, in den Vorgesprächen mit starker Neigung zur Kontrolle der Situation verbunden. Intelligenz und Differenziertheit hervorragend, Krankheitseinsicht und Motivation gut.
b) Abwehr: gelegentlich leicht omnipotente Verleugnung der eigenen Konfliktsituation, dann in der Regression totaler Absturz in Nichtigkeitsgefühle und Leere. Fixierung auf Selbstüberforderung bei gleichzeitiger Gewissheit, dass irgendwann eine väterliche Liebhaberfigur rettend eingreift, der sie dient und die sie gleichzeitig beflügelt und rettet. Inneres Bild: mit größter Anspannung selbst die »große Mutter« zu sein, die viel Leid und Elend tragen kann, bis sie dann wieder erschöpft einen Zusammenbruch hat. »Zusammenbrüche in Krisen« prägen die ganze Kindheit in der chaotischen Familie, die aber um jeden Preis ihre bürgerliche Fassade aufrechtzuerhalten versucht.
c) Keine Bewusstseinsstörungen, aber hohe Affektlabilität; keine Wahnsymptome, in depressiven Krisen Suizidfantasien quasi als Sehnsuchtsfantasien der Erlösung, aber keine reale Suizidalität.

Psychodynamik der neurotischen Erkrankung

Grundskript: trotz des Fehlens einer »gültigen« soliden Ausbildung durch Höchstleistungen am jeweiligen Platz Anerkennung zu finden.

Ödipale Omnipotenz: Sie war zuständig für den jähzornigen, gewalttätigen Alkoholikervater, den sie »für die Mutter« aus den Kneipen holt, ihn in Krisen versorgt, ins Krankhaus bringt, bei Suizidversuchen »rettet«. Als Kind also hoch parentifiziert, mit der Folge enormer seelisch-fürsorglicher Leistungssteigerung, mit regelmäßigen Zusammenbrüchen in Krisen.
Erste Ehe mit einem beruflichen »Versager«, den sie aushält, der wie ihr Vater Polizei- und Gerichtskontakte hat und dem sie auch nach der Scheidung noch finanziell hilft. Die zweite Ehe mit einem bürgerlich sehr präsentablen Mann scheitert ebenfalls. Aus beiden Ehen je ein Kind, geboren unter teilweise lebensbedrohlichen Umständen, gefolgt von langwierigen Krankheiten.
Sie hat immer wieder Affären mit Chefs, die sie schnell in leitende Stellungen hieven, wodurch es wieder zu permanenter Überforderung kommt. Überforderung auch im jetzigen Beruf mit ihren Gruppen, in denen sie leicht die Rolle der ewig spendenden Mutter einnimmt, bis sie ausgelaugt und erschöpft ist.
Keine strukturellen Ich-Defekte, sondern Pendeln zwischen Größen- und Kleinheitsfantasien; manchmal Verzerrungen in der sozialen Wahrnehmung.
Sehr häufige Umzüge und dabei rasch wechselnde Elternrollen führen zu vertikal geschichteten verschiedenen Ich-Zuständen, sodass von einer milden Borderline-Struktur gesprochen werden kann.

Diagnose

Depression mit starken Selbstwertkonflikten und Überforderungssymptomatik; Beziehungsstörungen mit Verschmelzungswünschen und gleichzeitigen Tendenzen zu kontrollierender Dominanz.

Behandlungsplan

Analytische Therapie: Fundierung eines nicht-omnipotent-depressiven Weiblichkeitsbildes; Auflösung der extremen Parentifizierung; Stabilisierung des Selbstwertgefühls ohne die extreme Bindung an

Leistung; Förderung einer angemessenen aggressiven Abgrenzung und Autonomie.

Prognose

Durch hohe Motivation und Konflikteinsicht günstig. In den Vorgesprächen konstellierte sich rasch die Differenz zwischen der Suche nach stabiler, nicht korrumpierbarer Väterlichkeit, und anderen Signalen, die mich zu dem Satz führen: »Ihre Augen blitzten, als hätten Sie mich bereits in der Tasche.« Die günstige Reaktion auf dieses frühe körpersprachliche Ansprechen des Grundkonflikts der ödipalen Allmacht bestätigen diese Prognose. Nach den vielen Therapie- und Workshop-Versuchen sucht sie eine zielstrebig kontinuierliche analytische Arbeit in einem festen Rahmen.
80 Stunden genehmigt.

Bericht zum Fortführungsantrag

Wichtige Ergänzungen zu Punkt 1–3 des Erstantrags

Im Laufe des ersten Behandlungsjahres kam es zu einer schwierigen Neuinszenierung des mühsamen ökonomischen Überlebenskampfes der Herkunftsfamilie, mit der Folge, dass ich erst nach knapp acht Monaten die ersten Honorarüberweisungen erhielt. Der getrennt lebende Ehemann hatte die Unterlagen für die Kassenanträge sehr verzögert weitergeleitet, sodass die Beihilfe erst spät die anteiligen Kosten übernahm. Die Patientin, fast patzig: »Das war bei der früheren Psychotherapie auch schon so, die Therapeuten seien doch darauf eingestellt!« Gegen mein eigenes Ideal wurde ich angesichts der Mischung von Trotz und provozierender Hilflosigkeit einige Male offen wütend, was wiederum zu einem tiefen Erschrecken bei der Patientin führte und zur Angst, die Therapie sei beendet.
Im Lauf der Zeit kann erarbeitet werden, dass die Mutter wegen Alkoholprobleme des Vaters versuchte, ein eigenes Geschäft aufzu-

machen und damit scheiterte. Die Patientin musste in Läden, wo Lebensmittel eingekauft wurden, anschreiben lassen. Das alles war in große Scham eingetaucht, zumal es zu einer Einübung der Tarnung der Familienverhältnisse kam, und zu Unaufrichtigkeiten über die Gründe der Zahlungsfähigkeit wie des Zustandes des Vaters.
Das Selbstbild der Familie schwankte zwischen schwer erträglicher Scham und Selbstüberhöhung als etwas kulturell Besseres.
In der Übertragung war der Therapeut einerseits eine Art Weihnachtsmann, der für die Arbeit selbst kein Geld zu nehmen braucht, weil er es im Überfluss besitzt, und endlich einmal großzügig und spendabel ist; andererseits gab es Befürchtungen, dass die Therapie eines Tages aufgrund der auch vom Neid gestützten Provokation abrupt beendet würde, wenn dessen Geduld am Ende sei. Hineinverwoben war zudem das Thema massiven Neids auf sein (wegen der Bücher) als gigantisch fantasiertes Einkommen. Emotional schwer aufzufangen war auf Seiten des Therapeuten zudem auch der spätere völlig unregelmäßige Eingang von Zahlungen, deren Beträge sich mit den Rechnungsbeträgen kaum koordinieren ließen, sodass erhebliche Buchhaltungsprobleme entstanden. Nachdem ich endlich auf geordneter Bezahlung bestand, kam es zu einer großen, aber heilsamen Krise, mit einem Sturz in die Entidealisierung, aber auch einer langsamen Annäherung an realitätsgerechtes Verhalten und einer realistischen Wahrnehmung des Behandlungsvertrages. Die Überwindung dieser Krise hat das Arbeitsbündnis sehr stabilisiert, die Patientin selbst sagte, sie sei aus dem »Dornröschenschlaf« erwacht.
Schwierig zu entschlüsseln war auch die Vorgeschichte von weiblichen Freundschaften, die durch tiefe depressive Abstürze bei Kränkungen in aktuellen Beziehungen allmählich sichtbar wurde: Die Patientin hatte immer wieder versucht, durch Beziehungen zu Mitschülerinnen aus gutbürgerlichen Verhältnissen die soziale Scham zu überwinden, musste sich dafür aber tarnen und konnte ihre Freundinnen nicht mit nach Hause nehmen. Sie lebte also in ständiger Angst, wann die Beziehungen durch die Offenbarung ihrer Herkunft zu Bruch gingen, und konnte damit einer ihr entgegengebrachten Sympathie nie wirklich trauen. Vermutlich liegt hier auch zum Teil eine Erklärung für einen extrem unsteten Lebenslauf mit Berufswechseln, Kontaktabbrüchen und Ortswechseln.

Ergänzungen zur Psychodynamik

Man kann von einer »agierten« oder »agierenden« Biographie sprechen, in der Familienthemen in extremer Ausprägung von ihr nachgelebt werden müssen. Das Leben ist dabei eine einzige und bis dahin von vielen Misserfolgen erschütterte Kette von Versuchen, dieser Prägung durch äußerste Anstrengung zu entkommen und doch noch »ehrbar«, bürgerlich, stabil zu werden. Nicht zuletzt die Beziehung zu ihrem Mann, für den sie eine einträgliche Stellung als Chefsekretärin in der Schweiz aufgab, war eine Flucht in die Bürgerlichkeit: Er entstammt einer seriösen Familie und war seinerseits fasziniert von so viel Energie und Kreativität außerhalb der ihm bekannten Normen. Es ist deshalb oft schwer zu unterscheiden, in welchem Maß die lang anhaltende Trauer um die Ehe ihm als Person gilt, oder einem endlich enttraumatisierenden Status als bürgerliche Ehefrau. Ihr Mann war von ihr so fasziniert, dass er über mehrere Jahre eine Gestalt-Ausbildung absolvierte und nahe daran war, seinen Beamtenberuf aufzugeben, um mit ihr zusammen eine durch keinerlei Kassenzugang gedeckte psychotherapeutische Praxis aufzumachen.

Bisheriger Therapieverlauf

Die Konfusion, welcher Delegationsanteil aus der Herkunftsfamilie, welche Identifikation und welches Übertragungsfragment in der therapeutischen Beziehung, bzw. der Übertragung gerade aktualisiert wurde – verbunden mit ihren hoch entwickelten Tarnkünsten – war oft so groß, dass ich mich entschloss, auch mit Psychodramatechniken zu arbeiten: immer wieder alle wesentlichen Personen auf leeren Stühlen präsent zu machen und die Patientin anzuhalten, sich die Beziehungen in der Familie durch dieses Selbsterleben im Rollenspiel anzuschauen. Dadurch wurde das entstellte Chaos der Bindungen allmählich transparent und das Arbeitsbündnis, das immer wieder unterzugehen drohte, stabilisierte sich, unter anderem dadurch, dass die Patientin nicht mehr das agierende (und damit »schuldige«) Zentrum aller Verwirrung war und auch im Therapeuten viele negative Affekte auslöste. Sie lernte ihre Identifiaktionsfragmente zu unterscheiden und einen Überblick über die komplizierten Handlungs- und Abwehrstrukturen in der Familie zu gewinnen, die sich in ihr niedergeschlagen hatten. Dies löste Vertrauen und Dankbarkeit aus. Die Arbeit glich dadurch gelegentlich einer fast ethnologischen Exkursion in eine durch Flucht und Vertreibung geprägten NS-Familie. Die Therapie bedeutet insofern einen Prozess von Trennung und Individuation, hin zu einer verstehbaren Biographie.

Ergänzungen zu Diagnose und Therapieplan

Keine. Allerdings muss auch die Tochter in die Arbeit mit dem Rollenspiel mit dem leeren Stuhl einbezogen werden, weil die Patientin sich stark mit ihr identifiziert und gleichzeitig unter den Ablösungskrisen leidet und gelegentlich in Neid und Sorge nicht mehr unterscheiden kann, ob sie vom Vater verwöhnt, vernachlässigt oder psychisch missbraucht wird. Ähnliches gilt von der Beziehung zu einzelnen ihrer Klientinnen, wenn Mutter- oder Schwesterübertragungen dominant und verwirrt werden. Dann gehen bei solchen Krisen in ihrem Beruf Therapie und Supervision kaum unterscheidbar ineinander über.

Prognose

Günstig, bei langsamen, aber kontinuierlichen Verlauf.
80 Stunden beantragt, genehmigt.

Ergänzungsantrag für die Verlängerung der analytischen Therapie

Bisher genehmigte Stunden: 80 plus 80
Es werden weitere 80 Stunden beantragt.

Ergänzungen zur Psychodynamik

Eine fast viermonatige Krankheitspause des Therapeuten (Januar bis April 1998) scheint sie zunächst ohne Anzeichen von Störungen überstanden zu haben. Sie sagt sogar, sie habe mich phasenweise gar nicht vermisst. Doch stellt sich an einer atmosphärischen Veränderung heraus, dass sie im Kern getroffen war und sich darauf mit massiver Abwehr von Verlassenheitsgefühlen einstellte. Sie produziert in den Stunden zwar buntes Material, doch der emotionale Gehalt ist gering. Es entwickelt sich eine Art Kampf um ihren Platz: mir gegenüber, als die kontrollierte und kontrollierende Erwachsene, mit untergründiger Verachtung, bei gleichzeitiger großer Höflichkeit und scheinbarer Kooperation. Sie will nicht mehr regredieren, und es bedarf eines langen und geduldigen Einfühlens und Deutens, bis die Wut, die Verlassenheit und die rachsüchtigen Gedanken deutlich werden können. Einige psychodramatische Techniken helfen, diesen monatelangen Clinch etwas zu verkürzen, weil ihr Verhalten ihr vollkommen ichsynthon vorkommt. Im Hintergrund erscheinen beide Elternfiguren (besonders der häufig kranke Vater und die überarbeitete Mutter) als verlassend und unzuverlässig.
Das Bild, das sie bietet, ist ein frühreifes Kind, das sich in eine Erwachsenenrolle stürzt und sich dort so einmauert, dass sie das Kind und dessen Bedürfnisse vergisst und die Erwachsenen verachtet, weil sie keinen Halt geben können.

Bisheriger Therapieverlauf

Am schwierigsten ist das Thema Verachtung zu handhaben. In der Übertragung tritt es als subtile Entwertung auf, aber in so geringer Dosierung, dass es schwer kenntlich zu machen ist, beim Deuten Verwirrung stiftet und beim Therapeuten schlechte Gefühle hinterlässt.
Erst als ich ihr erkläre, dass es »normal ist«, wenn sie einen ewig kranken, jähzornigen und dann wieder weinerlichen Alkoholikervater verachtet und gleichzeitig Mitleid hat, leuchtet ihr das Eindringen in die Übertragung ein. Aber besonders die Verachtung darf

nicht bewusst werden, weil ihr der Vater trotzdem am meisten Zuwendung und Halt gibt, sie innerfamiliär auf seiner Seite steht und weil sie aus Loyalität und Liebe um keinen Preis die Verachtung der Mutter für den Vater teilen will. Es erleichtert sie, als ich das Vaterbild auf zwei Stühle aufteile: den Verachteten und den Geliebten, und sie zu beiden sprechen lasse.
Danach kann sie den »Hochsitz der Kontrolle« aufgeben, setzt sich näher zu mir auf einen niedrigen Sitzsack, oder wenn sie viel Schutz und Nähe braucht, setzt sie sich neben mich auf den Boden und lehnt sich an der Couch an.
Der »Hochsitz« schützte sie auch vor der Sehnsucht nach Regression, der Angst vor Verschmelzung oder der Gier, sowie den heftigen Kummer-Tränen, die sie manchmal wie ein Weinkrampf schütteln.
Ganz wichtig ist der Beginn des Flirtens: Es erscheint ein äußerst zaghaftes, etwa vierzehnjähriges Mädchen, das wirbt und übt, kokett zu sein. Es beruhigt sie, als ich erkläre, ich beobachtete das mit Staunen und Freude und väterlichem Wohlwollen; dass ich aber nicht erotisch antworten werde wie eine Reihe von Vorgesetzten, sondern ihr sich stabilisierendes und differenzierendes weibliches Selbst begleite. Der frühe ödipale Größenwunsch lässt sie sagen: »Wenn ich nur wollte, dann wärst du mir verfallen«, aber sie kann dabei lachen und meine Erinnerung annehmen, dass die intimen Beziehungen zu allen ihren Vorgesetzten ins Unglück geführt haben. (Das »du« stammt aus einer kurzen Supervisionsphase in einer Gruppe vor über zehn Jahren).
Im Erstantrag hatte ich geschrieben, sie sei mit wenig Aufmerksamkeit aufgewachsen. Sie erlaubt und wünscht und genießt allmählich, dass ich aufmerksamer, wohlwollender Zuschauer ihres äußeren und inneren Lebens, manchmal sogar Anreger bin; sie wird dabei selbstbewusster und autonomer, kann sich besser abgrenzen gegen Zumutungen von Freundinnen und ihres Ex-Mannes.
Dabei kommt ihr das große und verantwortungsvolle Engagement in der Dritten Welt als Quelle von Selbstwert zu Hilfe, das ich bewundere. Sie ist dort gefragt als Therapeutin, Supervisorin und Lehrerin für Körperarbeit wie als Koordinatorin einer ganzen Gruppe und fliegt regelmäßig in das entfernte Land, wo sie außerdem gut verdient im Dienst eines offiziellen Hilfswerks.

Es wollte gerade mehr Freude in ihr Leben kommen, trotz einer monatelangen Erschöpfung, da kommt Ende 1998 der große Schatten über ihrem Leben, der viele Formen annehmen kann, und holt sie wieder ein: Es wird eine gefährliche Gelbsucht, Typ C, bei ihr diagnostiziert (Vermutung: Infektion bei der Geburt ihrer Tochter durch infiziertes Blutplasma) mit hochgradiger zirrhotischer Deformation der Leber mit unsicherer Prognose.
Jetzt geht es zunächst um eine empathische Begleitung bei der Verarbeitung der unsicheren Lebensperspektive. Günstig dabei: Sie meint, sie fühle sich plötzlich realer und lebendiger.

Ergänzung zu Diagnose und Therapieplan

Die verschiedenen Altersstufen liegen relativ getrennt in ihr, sie sind nicht durch eine kontinuierliche Elternbeziehung miteinander verbunden oder ineinander übergeführt worden. Das führt dazu, dass man manchmal mit verschiedenen Persönlichkeitsanteilen zu sprechen meint, bzw. man spricht mit der Erwachsenen, aber das Kind oder das heranwachsende Mädchen sendet, zum Teil von ihr unbemerkt, Botschaften, über die sie doch die Kontrolle behalten möchte. An den Übergängen entstehen kurze Spannungen. Sie beklagt aber immerhin selbst, dass sie das Kind und dessen Wünsche oft vergisst, und sie ist dankbar, dass das Kind oder die Jugendliche in meiner Wahrnehmung präsent bleiben.

Therapieplan

Unverändert, aber stärkere Berücksichtigung dieser Fremdheit, manchmal Feindschaft gegen das innere Kind. Stärkung des Selbstwertgefühls, Hilfe beim Ertragen der Krankheit.
80 Stunden beantragt, genehmigt.

15.

Neid, Hass, Eifersucht und Liebe

Antrag auf analytische Therapie durch Dr. F., 10 Jahre vor meinem Antrag

Zuvor waren 25 Stunden Kurzzeittherapie beantragt worden.

Spontanangaben

Die Patientin klagt sichtlich deprimiert über Beziehungsschwierigkeiten mit ihrem Freund: Wenn dieser nur freudig mitteile, was am Tag passiert sei und wen er getroffen habe, fühle sie sich sofort abgelehnt und zurückgestoßen. Sie lege es immer wieder darauf an, die Beziehung kaputtzumachen, zugleich aber von dem Freund eine Engelsgeduld zu verlangen. In ihrem Befinden wechseln sich diffuse Angst und depressive Verstimmung ab. Seit fünf Jahren – mit der Trennung vom Elternhaus – leide sie zwei- bis vierwöchentlich unter massiven Migräneanfällen. Außerdem plage sie schon seit Jahren eine chronische Gastritis. Der Geschlechtsverkehr sei schmerzhaft.

Anamnese

Die Patientin hat eine drei Jahre jüngere Schwester. Sie selbst war Anlass für die Trennung der Eltern. Sie bezeichnet sich selbst als »Verreckerin«, sie sei ein Siebenmonatskind gewesen. Habe übermäßig lange im Inkubator gelegen. Muttermilch habe sie ausgespuckt. Die Ärzte waren zeitweilig in Sorge, ob sie durchkommen könne. Zwischen dem dritten und sechsten Lebensjahr chronische Mandelentzündung. Seit der Pubertät chronische Gastritiden.

Die psychische Entwicklung ist entscheidend mitgeprägt durch eine offen mitgeteilte primäre Ablehnung durch die Mutter. Sie sei unerwünscht und das ganze Leben der Mutter sei verpfuscht gewesen; nur dem Vater habe sie zu verdanken, dass sie nicht abgetrieben habe. Der Vater nahm sich verführerisch der Tochter an, vergötterte ihre knabenhafte Gestalt und lud sie ein, im Doppelbett zu schlafen. Vater und Tochter sowie Mutter und Schwester sahen sich sehr ähnlich. Damit war die Aufteilung »naturwüchsig« vorgegeben. Der Vater wurde in Pflegeheimen großgezogen, er war Waisenkind; jetzt ist er als viel beschäftigter erfolgreicher Handwerksmeister dauernd auf Achse. Die Mutter ist von ihrem Vater gezüchtigt und misshandelt worden.
Das Verhältnis zwischen Mutter und Tochter war bis in die Gegenwart hinein ein dauernder Kampf mit massiven Vorwürfen und Wiedergutmachungsreaktionen. Die Patientin »spuckt Gift und Galle« gegen sie, und zugleich martert und quält sie sich deswegen mit Schuldvorwürfen. So chaotisch ihre Gefühlswelt auch ist, ihre außerordentliche Begabung und intellektuelle Ausstrahlung haben ihr viel Lob und Anerkennung eingebracht. Damit hat sie ihre emotionale Wirrnis erfolgreich kompensiert. Ihr Examen als Biologin ist mit sehr gut bewertet worden. Sie will promovieren. Die Beziehung zu ihrer jüngeren Schwester ist von Neid und Missgunst durchsetzt, die Patientin hat sie in vielem bis ins Kleinste kopiert, um auf diese Weise von der Mutter Gleichbehandlung zu erzwingen.

Befund zum Zeitpunkt der Antragstellung
Psychischer Befund

Die Patientin stellt einen gefühlsmäßig warmen Kontakt her. Sie kann Gefühlszustände differenziert erfassen und in Bilder umsetzen. Von Anfang an stellte sie eine idealisierende Übertragung her. Mit dem Grundmechanismus der Spaltung versucht sie händeringend, an der Idealisierung festzuhalten. Aufgrund struktureller Mängel gelingt keine genügende Integration zwischen positiven und negativen Anteilen, von Selbst und Objekt. Darüber hinaus hat die Patientin Mechanismen, die dem hysterischen Modus der Verarbeitung zuzurechnen sind. Sie hat partiell ein Konfliktbewusstsein und kann ihre manipulativen Tendenzen, mit dem Therapeuten umzugehen, wahrnehmen. Besonders markant in der Behandlung ist der abrupte Wechsel von positiven und negativen Affekten in einer Sitzung.

Somatischer Befund

Die Patientin ist in kontinuierlicher Behandlung. Inzwischen geht sie rechtzeitig dorthin und kann wirksamer als früher behandelt werden. Körperliche Beschwerden muss sie nun nicht mehr als rein psychische deklarieren, nur um dem Therapeuten, der ja Psychotherapeut ist, ihre Referenz zu erweisen.
Insgesamt hat die Anfälligkeit stark nachgelassen.

Psychodynamik der neurotischen Erkrankung

Die Psychodynamik der Behandlung zeichnet sich aus durch magische Erwartungen an die Therapie, durch verringertes Unterscheidungsvermögen zwischen Realität und Fantasie, durch Misstrauen und massive Ängste vor Zurückweisung.
Die psychogenetische Fixierungsstelle der Erkrankung liegt in der misslungenen Phase der Wiederannäherung an das Primärobjekt. Diese wird in der Übertragung wieder belebt. Die negative Übertragung gilt dem »Realbild« des Therapeuten, die positive einem illusionären (omnipotenten) Bild vom Therapeuten. Die primäre Enttäuschung an der Mutter hat die Patientin nicht phasenadäquat bewältigt. Das orale Defizit agiert sie an Männern aus. Sie bietet sich als erotisch-sexuelle Verführerin an, schon nach den ersten körperlichen Begegnungen wendet sie sich enttäuscht ab, weil sie nicht das bekommen hat, was ihr an oraler Versorgung vorgeschwebt hat.
Ihre jetzige Freundschaft ist deshalb relativ dauerhaft, weil der Partner ihren präödipalen Wünschen weit entgegenkommt.
Inzwischen kann die Patientin den fundamentalen Abwehrvorgang der Spaltung selbst beobachten und merken, warum sie ihn braucht. Das gegenwärtige psychodynamische Geschehen ist davon bestimmt.

Diagnose

Diagnostisch liegen auf einer reiferen Ebene hysterische Abwehrformationen, auf einer anderen Ebene die Abwehrstrategie, die dem Borderlinesyndrom zuzurechnen ist. Von dem Übertragungsgeschehen her ist an eine narzisstische Persönlichkeitsstörung eher zu denken. Sicher kann man sagen, dass die Erkrankung den Rahmen einer typischen Neurose sprengt.

Behandlungsplan

Die Behandlung begann einstündig. Nachdem das Arbeitsbündnis einigermaßen gefestigt war, entsprach der Therapeut dem Wunsch der Patientin, auf der Couch zu liegen. Die Änderung im Setting brachte eine Vertiefung, aber auch eine Dramatisierung des psychotherapeutischen Prozesses. Sie hat Mühe, die visuelle Kontrolle aufzugeben. Immer mal wieder schaut sie nach hinten, aber sie kann wahrnehmen, dass sie gerade dann schaut, wenn ihr daran liegt, den Prozess des Verstehens zu stören und den Analytiker zu Aktivitäten zu veranlassen.
Denkbar ist, dass die Stundenzahl auf drei Stunden pro Woche erhöht wird. Für die Patientin bedeutet der Wechsel von meiner Dienststelle in die Privatpraxis eine große innere Umstellung. Sie nimmt stärker als zuvor ihre Ängste vor dem Abhängigwerden wahr. Zugleich hat sie von sich aus thematisiert, dass es eine Therapie auf ein Ende hin ist, in der Trennung zum Problem werden könnte.

Prognose

Die Patientin arbeitet zuverlässig mit. Anfangs hatte die Therapie für sie eine existenzielle Bedeutung. Den Rahmen einer Therapie kann sie halten. Heikel ist die Steuerung ihrer regressiven Bedürfnisse. Die Patientin hat bei allem Hass und den Verachtungsgefühlen eine herzliche Art der Kontaktaufnahme. Ich gebe der Patientin eine gute Prognose bei der Schwere der Störung. Zunehmend kommt sie

mit ihrem Hass und ihrer Verachtung in Berührung.
(80 Stunden genehmigt)

Bericht zum ersten Fortführungsantrag, Ergänzungen zum Erstantrag

Die äußere Lebenssituation der Patientin hat sich inzwischen stabilisiert und zu ihren Gunsten verändert. Von ihrem langjährigen Freund hat sie sich selbst trennen können; in diesem Trennungsgeschehen hat sie Wut und Trauer erlebt. Damit hat sie sich einem anderen Mann zuwenden können, dem sie schon längere Zeit Sympathien entgegengebracht hat. Er ist Ingenieur und baut eine eigene Firma auf. Er bringt eine Tochter mit in die Beziehung. Auch in dieser Beziehung gibt es immer wieder Konflikte, hervorgerufen durch ihr Triangulierungsdefizit; die Konflikte können aber inzwischen von der Patientin ausgetragen und mit Hilfe der Umsicht des Partners gelöst werden, ohne dass darunter grundsätzlich das Zusammengehörigkeitsgefühl leiden würde. Bald wollen sie heiraten.
Die Patientin hat sich vor einigen Monaten in einer hiesigen Firma beworben. Obwohl sie sich kaum Chancen ausgerechnet hatte, ist sie doch eingestellt worden. Sie ist dort als Mitarbeiterin geschätzt und anerkannt.
Diese zweifache Konsolidierung – sicherlich auch das Ergebnis gemeinsamer therapeutischer Arbeit – eröffnete für den therapeutischen Prozess neue Chancen, aber auch Gefährdungen. Es hat den Anschein, als könne die Patientin zunehmend konfliktbeladene Wünsche und Gefühle auf der ödipalen Ebene wahrnehmen und bearbeiten. Die möglicherweise strukturellen Entwicklungsdefizite verlieren dadurch an traumatischer Wucht.
Lange Zeit musste die Patientin in der Übertragung daran festhalten, dass der Therapeut im Nu ein Verräter und Verfolger werden könnte. Immer wieder gab sie durch provozierte Missverständnisse ihrer Fantasie Nahrung mit der Vermutung: der Therapeut mache nur gute Miene zum bösen Spiel und warte darauf, sie loszuwerden und in die Wüste zu schicken. Seit sie durch emotionale Erfahrungen in der

Therapie immer mehr von dieser fixen Idee lassen kann, ist ein Entwicklungsfortschritt in der inneren Einstellung zu sich wie in ihrem Verhalten konstatierbar.

Neue Erkenntnisse zur Psychodynamik

Fortschritte gibt es in der Bearbeitung der frühen Triangulierungsstörungen. Dieses Thema erfuhr eine Aktualisierung durch die Tochter, die ihr Freund in die Beziehung brachte. Lange Zeit war die Patientin darüber untröstlich und voller destruktiver Fantasien. Inzwischen kann sie gut damit leben, dass es einen Dritten gibt, der sowohl ihren Freund als Vater behalten möchte als auch zur Patientin freundliche Gefühle herstellen will. Es scheint, dass der Tochter etwas psychisch möglich ist, mit dem die Patientin noch innerlich ringt. Die paranoide Position wird zugunsten der depressiven Position zu einem guten Teil aufgegeben.

Ergänzungen zur Diagnose

Das dynamische Konfliktgeschehen gewinnt die Oberhand in der therapeutischen Arbeit. Sie gewinnt Konturen, kann intrapsychische wie interpersonelle Spannungen ertragen, ohne zu dekompensieren.

Zusammenfassung des Therapieverlaufs

Nach wie vor ist für die Patientin die Therapie ein ungemein wichtiger Ort, wo sie sich mit sich und ihrer Umwelt auseinander setzen kann. Früher noch wollte sie aus der Therapie als ein völlig gewandelter Mensch hervorgehen, als könne man vergangene Erfahrungen ungeschehen machen. Inzwischen hat sie dieses illusorische Therapieziel aufgeben können, seit sie weiß, dass es für ihre Konflikte Lösungsmöglichkeiten gibt. Sie meint von sich, sie könne mit ihrem Freund Kompromisse eingehen, ohne todunglücklich zu sein.

Der entscheidende therapeutische Durchbruch gelang, wie angedeutet, mit der Anerkenntnis, dass der Therapeut sie gar nicht so verachten könne, wie sie es sich immer ausgemalt habe. Denn er habe es nicht leicht gehabt mit ihr und ihr die Treue gehalten, obwohl sie doch auch böse gewesen sei. Also, so die Patientin, müsse es doch etwas in ihr geben, was der Therapeut schätze. Freilich war die Wahrnehmung auf dem Boden emotionaler Erfahrung gewachsen und noch nicht das Ergebnis intrapsychischer Einsichten. Aber mit dieser Erkenntnis hat sich vieles in der Behandlung geändert. Sie tritt selbstbewusster auf, kann zulassen, dass sie nicht nur Hassenswertes in sich trägt, sondern auch Liebevolles. Und sie kann zum ersten Mal Gefühle der Dankbarkeit zeigen.

Es scheint, dass die Therapie den Grundstein gelegt hat für die Unzerstörbarkeit der Person, an der sie stark hängt. Dieses neue Vertrauen in die Person des Therapeuten ermöglicht ihr auch, das Thema Sexualität und Körperlichkeit in die Therapie zu bringen, von dem sie glaubte, sie könne mit keinem Menschen darüber sprechen.

Die Vorsorge für ihren Körper, auf den sie bisher verächtlich hinabgeschaut hat, nimmt zu. Da viele in ihrer Familie an Krebs gestorben sind, hat sie eine Vorsorgeuntersuchung machen lassen und will dies weiter tun. Ebenso hat sie sich ein seit Kindheit bestehendes bräunliches Hautmal operativ entfernen lassen. Die Gewebsuntersuchung ergab, das es erste krebsartige Veränderungen gegeben habe, die aber mit Sicherheit noch nicht die Blutbahn erreicht haben. Wenn dies hier erwähnt wird, dann um zu zeigen, dass die Patientin ihren Körper mehr und mehr als etwas Eigenes und Schützenswertes erleben kann und ihn nicht weiter mit Missachtung strafen muss.

Prognose und Begründung der noch zu erwartenden Dauer der Therapie

Aus dem bisher Gesagten ergibt sich, dass der Behandlungsverlauf eine günstige Entwicklung nimmt. Ansatzweise erreicht die Behandlung ein psychisches Konfliktniveau. Um das Erreichte nicht zu gefährden, muss die Behandlung fortgeführt werden. Nachdem die Trennung von Selbst und Objekt in therapeutischen Situationen möglich ist, kann sich die Patientin inzwischen mit ihren Triebwünschen auseinander setzen. Die Patientin möchte die Therapie zu einem erfolgreichen Ende führen. Sie weiß, dass sie ein Ende hat. Sie hat aber Angst, dass der Therapeut ihr das Ende diktiert. Sie geht gefühlsmäßig von zwei Jahren aus, die sie noch braucht.

Bericht zum Fortführungsantrag: Ergänzungen

Der organisch-medizinische Befund hat sich nach Angaben der Ärzte weiter verbessert. Die psychische Lebenssituation der Patientin hat sich einerseits konsolidiert, aber auch durch äußere und innere Ereignisse verschärft: Im Frühjahr letzten Jahres hat die Patientin geheiratet; sie war glücklich über diesen Schritt. Als sie aber völlig unvorbereitet schwanger wurde, geriet sie in eine schwere depressive Krise. Suizidgedanken kamen auf. Zum jetzigen Zeitpunkt schon Mutter zu werden, war ihr völlig unvorstellbar; unter dem Schwangerschaftsabbruch hat sie so gelitten und sich schuldig gefühlt, dass sie sich durch Sterilisation ein für allemal verbieten lassen wollte, noch einmal schwanger zu werden. Auf diese Attacke hat die Patientin verzichten können, als ihr bewusst wurde, wie sehr sie in der »Schuld« der Mutter steht, denn diese wollte sie nach eigener Schilderung abtreiben, aber der Vater hat es untersagt, ihm verdankt sie ihr Leben, deshalb die bisher kaum analytisch zugängliche Vateridealisierung.
Dass der Therapeut in dieser emotional sehr belastenden Situation nicht zum verbietenden Vater wurde, hat das Übertragungsgeschehen in eine entidealisierende Richtung gedrängt. Sie fühlte sich im Stich gelassen, es fehle eine klare Orientierung. Sie konnte es kaum ertragen, dass der Therapeut ihr zumutete, die Entscheidung für sich zu treffen. So wie die Patientin mit dem Therapeuten unzufrieden war, konnte sie an sich heranlassen, wie wütend und voller Hassgefühle die Patientin auf den Vater war, weil er fast nie in ihrer Kindheit anwesend war, um sie im Kampf mit der Mutter zu unterstützen. Nach außen, das heißt vor ihrer Umgebung, hat sie den Vater immer in Schutz genommen und ihn als Retter gepriesen.

Die Auseinandersetzung mit ihrem Vater ist zum beherrschenden Analysethema geworden. Dass ihr Vater nicht nur der Gute war und ist, schmerzt »bis zum Wahnsinn«, ebenso dass ihr Ehemann ein besserer Vater gegenüber seiner Tochter aus erster Ehe ist, als ihr eigener Vater es war. Neid und Rache sind die beherrschenden Gefühle, die in der Übertragung aufkommen. Sosehr die Patientin die Stieftochter wegwünscht und sich an ihrem Ehemann dafür rächen will, dass er ein so guter Vater ist, nimmt die Patientin doch wahr, dass diese Gefühle, die sie an Ehemann und Tochter ausleben will, primär zu den Eltern und ihrer Schwester gehören; die strikte Idealisierung der Familie schien ihr der einzige Schutz gegenüber der massiven Angst vor zerstörendem Hass und Neid, die einsam machen.

Die Patientin versucht durch Veränderung ihrer Situation die Neid- und Hassgefühle zu ermäßigen. Sie hat eine Teilzeitstelle angenommen. Als Mitarbeiterin dort ist sie äußerst geschätzt. Jetzt will sie sich mehr um die Stieftochter kümmern, aber auch um ihren Ehemann. Sie möchte die Zeit vermehren, wo sie mit ihm allein sein kann, ungestört von der Tochter, und sie möchte andererseits sich mehr mit dieser beschäftigen, wenn ihr Mann nicht da ist. Die jeweils ungestörte Zweierbeziehung scheint der Patientin Kraft zu geben für die erträgliche Handhabung der triangulären Beziehungssituation.

Die bisherige Erfahrung gibt der Patientin Recht: das Zusammenleben wird erträglicher. Auch die analytische Arbeit profitiert davon. Was augenblicklich in ihr vorgeht, erlebt sie als einen Kampf um das ödipale Niveau oder, wie sie sagte, als einen Kampf ums Überleben.

Sie weiß, was sie will. Sie fragt den Therapeuten stürmisch, wo sie landen kann mit ihrer Rache und mit ihrem Hass. Sie klammert sich an die Vorstellung einer ausgleichenden Gerechtigkeit: Der Tochter darf es nicht besser gehen als ihr, sonst verstünde sie die Welt nicht mehr.

Bis die Patientin erkennen kann, dass das Trauern der einzig mögliche Ausweg aus dieser Sackgasse ist und darüber eine partielle Versöhnung mit den inneren Eltern möglich ist, wird noch Zeit hingehen. Der therapeutische Verlauf bisher rechtfertigt den Antrag der Patientin auf weitere Hilfe. Die Störung, so wie sie sich augenblicklich noch darstellt, hat weiterhin Krankheitswert.

Ergänzungsbericht

Die ungewollte Schwangerschaft wie deren Abbruch bedarf weiterer Durcharbeitung, um das bisher Erreichte nicht zu gefährden. Die Patientin möchte die Therapie weiterführen; durch Reduzierung auf zwei Sitzungen die Woche wäre noch für über ein Jahr Zeit, die psychotherapeutische Behandlung zu Ende zu führen. Die Patientin geht auch von dieser Zeitspanne aus. Eine Reduzierung unter zwei Sitzungen die Woche wird aus behandlungstechnischen Gründen abgelehnt; die Arbeit an den Übertragungsprozessen würde erschwert bei dieser Patientin, die Gefahr einer negativen Übertragungskonstellation erhöht.
Bei der Schwere der Störung bleibt das vorrangige Ziel, dass die Patientin ihre negativen Gefühle so weit integrieren kann, dass sie ihre selbstzerstörerische Kraft verlieren und durch eine stabile äußere Beziehung aufgefangen werden kann. Wichtig bleibt, dass der Therapeut das gute innere Objekt wird, auf das sie in der Zeit danach zurückgreifen kann.
(80 Stunden genehmigt)

Gutachten zum 2. Fortführungsantrag

Wichtige Ergänzungen zu den beiden Voranträgen

Die Patientin ist weiterhin in relativ guter körperlicher Verfassung. Der Tod der Mutter vor einigen Monaten stellte für die Patientin eine Grenzsituation dar. Dieser Tod hat das Verhältnis der Patientin zu sich selbst, ihrer Umwelt und zum Therapeuten nachhaltig beeinflusst. Für die Patientin bedeutsam war, dass sie trotz aller Verbitterung und eines ohnmächtigen Hasses auf die Mutter in der Lage war, die Mutter durch Berührung und liebevolle Worte bis zum letzten Atemzug begleiten zu können. Damit hat sie ihre massiven Schuldvorwürfe vor sich und dem Therapeuten ein wenig besänftigen können. Die schrecklich erlebte Einsamkeit in den Wochen danach, insbesondere ein Gefühl der Leere, hat sie besser aushalten können.

Es scheint, dass der Tod die therapeutische Beziehung gestärkt hat, die Patientin konnte für einen Moment Dankbarkeit zeigen: »Gut, dass es Sie gibt. Sie sind zurückhaltend mit Ihrem Mitgefühl, deshalb muss ich hier nicht mehr traurig sein.« In der Folgezeit nahm die Übertragung eine stürmische Entwicklung; der therapeutische Rahmen hielt dem Agieren stand; dieses trat verstärkt auf, als der Blick für die symbiotische Vaterbeziehung frei wurde und die Patientin erkennen musste, dass das Verhältnis zum Vater mindestens ebenso problematisch war. Sie musste erleben, dass sie ihn als Vater nie anerkannt hatte, weil er so manipulierend und ohne jede Grenzziehung war. Dies musste sie schmerzlich in der Übertragung leben, wenn der Therapeut Grenzziehungen vornahm und ihre Vereinnahmung immer wieder deuten musste. Einige Male stand die Therapie vor dem »Abbruch«, es war aber möglich, solch affektive Bereitschaft dem psychischen Erleben ein wenig zugänglich zu machen.
Die Idealisierung des Vaters ist deshalb schwer bearbeitbar, weil es ja der Vater war, der ihr das Leben gerettet hatte, als er der Mutter verbot, abtreiben zu lassen. Zudem fühlte sich die Patientin von Anfang an als die bessere Partnerin für den Vater. Gerade jetzt erlebt sie ihren Vater brüchig, sehr depressiv und anhänglich; sie muss ihn real unterstützen, und der Vater sagt zu ihr: »Wenn ich dich nicht hätte, würde ich sterben wollen.«

Neue Erkenntnisse zur Psychodynamik

Das zentrale Moment der Psychodynamik ist die Fixierung in der frühen Triangulierung. Die augenblickliche Übertragungsform ist die Übertragung des triangulären Vater-Wunschbildes. Die Übertragung der Vatersehnsucht ist der Versuch, eine Alternative zur »Mutter in ihm« zu entwickeln. Die Rekonstruktion ergibt aber, wie enttäuschend und »grenzenlos« der Vater war, wie inzestuös verführend ohne ödipale Identifikationsmöglichkeit. Von daher rühren die immensen Übertragungsspannungen. Mit der beginnenden Entidealisierung kommen massive Affekte, vor allem Hass und Entwertung, in die Therapie. Die Patientin verharrt in der paranoiden Position: Verantwortung für ihre Impulse kann sie noch nicht übernehmen.

Zusammenfassung des bisherigen Therapieverlaufs

So turbulent und spannungsreich die therapeutische Arbeit auch ist, die Patientin arbeitet zuverlässig mit, sie ist verlässlich; die therapeutische Beziehung trägt. Und es werden auch Fortschritte spürbar, wenn auch langsam und mit manchem zermürbenden Rückschlag. Inzwischen kann sie weit gehend auf ihr therapeutisches Tagebuch verzichten, es füllte im ersten Jahr viele Seiten Sie muss nicht mehr so große Angst haben, dass alles in der Therapie Gesprochene und Gefühlte verloren geht. Während sie früher minutiös ihrem Freund alles wiedergeben musste, was sich in der Therapie ereignete, kann sie jetzt die Stunden bei sich behalten und muss nicht sofort bei Bekannten Hilfe suchen, wenn es in der Therapie konfliktreich zugeht. Der Triangulierungskonflikt überschattet in immer neuen Wiederholungsvarianten die gemeinsame Arbeit. Der Therapeut muss auf der Hut sein, nicht zum Verräter zu werden. Die Patientin inszeniert: Entweder-Oder: »Wenn Sie nicht bedingungslos für mich sind, sind Sie gegen mich.« Als zum Beispiel die Schwester der Patientin sich mit dem Gedanken trug, eine Therapie zu machen, wurde der Therapeut in dem Moment zum Verräter, wo er es einfach billigend zur Kenntnis nahm. Sie hatte vom Therapeuten erwartet, dass er es wie sie schärfstens missbilligt – denn nur sie habe Anspruch darauf.
Ein ganz konfliktträchtiges Thema ist das Bild der Mutter, wenn es in die Übertragung kommt. Sie zwingt den Therapeuten dazu, an das Böse und Verbrecherische in der Mutter zu glauben. Sie selbst war rechtlos, hatte kein Recht auf Respekt und Achtung durch die Mutter, während der Schwester all dies zuteil wurde. Damit begründete sie ihren Hass und ihre Verachtung. Das Gute und Liebenswerte der Mutter ist abgespalten ebenso wie das Liebenswerte in ihr. Mit Händen und Füßen verteidigt sie das Schlechte in ihr; ohne hysterische Dramatisierung kann die Patientin mit abgrundtiefer Scham mitteilen, sie könnte eher einen Menschen (Schwester) umbringen als einem wehrlosen Tier etwas zuleide tun. In solchen Augenblicken degeneriert der Therapeut zu einer »Wanze«, zu einem Wesen unterhalb des Menschseins. »Keinem anderen Menschen würde sie dies zu sagen wagen.«
Sie spricht davon, dass in ihrem Leben alle Menschen, die ihr etwas

bedeuteten, irgendwann zum Feind würden und dies unverrückbar bliebe. Anders ergeht es ihr mit dem Therapeuten: Er könne zum Feind werden, aber auch wieder zum Freund. Sie hätte das Gefühl, den Therapeuten nicht beliebig manipulieren zu können. Dies lässt auf einen weiteren Fortgang hoffen, so schwierig auch die Gegenübertragungsprobleme sind.

Prognose und Begründung der noch zu erwartenden Dauer der Therapie

Die Patientin ist schwer gestört: Ob die Entwicklung zur Ambivalenz, das heißt zur Übernahme der depressiven Position, gelingt, ist offen. Auf jeden Fall ist sie fähig zur »corrective emotional experience«. Sie kann kämpfen, sie gibt nicht auf, dies alles sind hoffnungsvolle Zeichen und berechtigen zu einer ausreichend günstigen Prognose. Sicherlich wird die Patientin drei bis vier Jahre Behandlung brauchen. Wenn der Zeitrahmen der Kasse erschöpft ist, scheint es Möglichkeiten der Selbstfinanzierung zu geben. Dass die Patientin eine berufliche Stellung findet, davon geht sie aus.
(Genehmigt 80 Stunden)

Erneuter Antrag durch Dr. F. nach mehrjähriger Therapiepause

Die Patientin meldete sich vor einem halben Jahr bei mir in der Praxis völlig erschöpft und dem Zusammenbruch nahe: »Ich fühle mich hundeelend, am liebsten würde ich mich verkriechen und nur noch heulen. Vor lauter Magen- und Rückenschmerzen weiß ich nicht mehr weiter.« Wiederholte Arztbesuche führten zu keiner Besserung. Es wurde eine Verkrampfung im Nackenbereich wie ein Magenulkus diagnostiziert. Ihr war klar, dass nur eine Psychotherapie ihr würde weiterhelfen können, und sie erinnerte sich an die längere Therapie, die sie bei mir absolvierte und die ihr in Studium und Persönlichkeitsbelangen so viel weitergeholfen hätte. Sie wünschte eine

Fortsetzung, denn die inneren Konflikte, die sie lange habe schwelen lassen, beeinträchtigen sowohl ihre berufliche Tätigkeit wie die Partnerschaftsbeziehung zu ihrem Ehemann.
Es wurde sofort eine 25-stündige Kurztherapie vereinbart, es würde die Indikation für eine längerfristige therapeutische Arbeit überprüft. Aufgrund einer schnell wieder einsetzenden positiven Übertragungsbereitschaft ließen die Beschwerden nach, und es zeigte sich, dass die traumatische Wiederkehr einer tief verwurzelten Neidproblematik zu der depressiven Symptomatik mit ihren psychosomatischen Folgen beigetragen haben. Der Neidkomplex bedarf einer psychodynamischen Bearbeitung.

Anamnese und Familiendynamik

Die Patientin wurde als erstes Kind ihrer Eltern in eine äußerst schwierige Familienkonstellation hineingeboren. Ihr Vater hatte eine langjährige Beziehung zu einer anderen Frau, ihre Mutter war endlich trennungsbereit und wollte die Scheidung einreichen. Sie wollte die unerwünschte Schwangerschaft unterbrechen, ließ sich aber doch von ihrem Mann zur Austragung überreden. Schwangerschaft und Geburt waren eine Qual, die Mutter lehnte die Patientin zutiefst ab. Als kaum überlebensfähige Frühgeburt verweigert die Mutter der Patientin jegliche Fürsorge, beinahe wäre sie verhungert, eine Tagesmutter übernahm dann die Versorgung. Die wohl psychosenah erkrankte Mutter sah ihr Kind durch die ganzen Jahre als Bedrohung, die Patientin litt unsägliche Qualen. Diese primäre Ablehnung gegen die Erstgeborene konnte erst in der Todesstunde, während der die Tochter anwesend war, von ihr korrigiert werden.
Der seelisch nicht stabile Vater glänzte durch Abwesenheit und konnte dem tiefen psychotisch gefärbten Hass der Mutter kaum etwas entgegensetzen. Und doch wurde er zum Lebensretter dadurch, dass er sie hübsch und schön fand und dies ihr auch zeigten konnte – Inseln des Selbstwertgefühls. Bis heute sorgt sie sich rührend um ihn.
Diese sehr bedrückende Lebenssituation der Patientin wurde durch die Geburt ihrer Schwester weiter zugespitzt. Diesmal kämpfte die Mutter gegen den Willen des Vaters um die Austragung der Schwan-

gerschaft. Die Zweitgeborene war endlich ihr Kind, unbewusst erlebte sie es als Wiedergutmachung für die Geburt der Erstgeborenen. Die Ungleichbehandlung der Geschwister zieht sich als tragisch-dramatischer biographischer Faden durch ihr Leben und scheint der immerwährende Katalysator geworden für die tief empfundenen Hass- und Neidgefühle gegenüber Schwester und Mutter.
In der von Hass, Wahnaspekten und Ungerechtigkeiten geprägten Kindheit war es der Patientin nicht möglich, ein einigermaßen stabiles Ich sowie Selbstwertgefühl aufzubauen. Ihr emotionales Überleben ist wahrscheinlich dem wiederholten Eingreifen Außenstehender zu verdanken (Nachbarn, Eltern von Spielkameraden und Lehrern). Dabei hat die Patientin es ihrer Umwelt auch leicht gemacht. Wo sie hinkam, wurde sie bewundert. Sympathien flogen ihr zu. Ihre Schulleistungen waren hervorragend. Auch ihre Examina in Biologie bestand sie mit Auszeichnung. Ihr »schlechtes Inneres« kompensierte sie mit einer strahlenden Außenwirkung, die verblendete. Die Hinwendung zu ihrem Mann war eine Leid- und Kampfgeschichte, die schließlich zu einer konflikthaften, aber tragfähigen Beziehung führte. Das Miteinander wird immer wieder durch plötzliche aggressive Ausbrüche auf die Probe gestellt. Besonders krisenhaft war für die Patientin die Unterbrechung einer Schwangerschaft sowie die junge Stieftochter, die ihr Mann mit in die Ehe brachte. Störte sie lange die Zweisamkeit nur bedingt, so wurde die Patientin zur Furie, als diese sich in der Pubertät wie eine Lolita gebärdete und damit die Interessiertheit des Vaters stark gewinnen konnte. Nun war es mit dem relativen Frieden dahin. Die plötzlich eskalierenden Emotionen schlugen sich auf Seiten der Patientin in schwersten psychosomatischen Beschwerden nieder.

Psychodynamik und Behandlungsplan

Aus der skizzierten Familiendynamik ergibt sich das traumatische Wiederholungsgeschehen in der aktuellen Familienkonstellation. Wenn die Patientin sich über die Stieftochter ereifert, sind ihre Gedanken wie von selbst bei der jüngeren Schwester, die sie so abgrundtief beneidete. Die Patientin ist ganz und gar mit ihren aufbrechenden

Emotionen beschäftigt, auch wird der ganze Schmerz ihrer Abtreibung wieder dadurch bewusst, dass auch die Mutter abtreiben wollte, vom Vater daran gehindert wurde, während ihr Ehemann es ihrer Entscheidung überließ und sie zur Mörderin wurde. So wird die Patientin oft unvorbereitet mit ihrer unbewussten Dynamik konfrontiert, und sie scheint ihr einerseits ohnmächtig ausgeliefert, verlor aber darüber andererseits nicht ihre eigene Neugier, mit der sie sich aus längeren depressiven Episoden wieder befreien kann.
Sie bringt von ihrer selbstreflexiven Begabung wie von ihrer emotionalen Schwingungsfähigkeit her sehr gute Voraussetzungen für die aufdeckende analytische Arbeit mit, die aber zugleich eine eminent stützende sein muss, um sie vor unkontrollierbar-regressiven symbiotischen Neigungen zu schützen. Die Affekte in ihrer Ungestümheit bedürfen der Regulierung.
Aus diesem Grunde werden 160 Sitzungen auf analytische Basis beantragt. Wegen der Schwere der lebensgeschichtlichen Traumatisierungen ist eine kontinuierliche, auf zwei Jahre angelegte Arbeit indiziert und von der Patientin gewollt. Ihre bisherige emotionale Mitarbeit lässt die Prognose günstig erscheinen.

Diagnose

ICD 10 F33.2 mit multiplen psychosomatischen Störungen.
Kein Hinweis auf psychotische Tendenzen oder Suizidgefahr. Gutes Kompensationsniveau (genehmigt: 160 Sitzungen).

Der Beginn der Arbeit bei T. Moser

Nach 150 von 160 Sitzungen bei Dr. F. wandte sich die Patientin mit dem Einverständnis ihres langjährigen Therapeuten an mich, um etwas ihre therapeutische Arbeit Ergänzendes zu suchen, das sie in meiner Behandlungsform vermutete. Sie hatte einiges über meine Arbeit in Form der psychoanalytisch orientierten Körperpsychotherapie gelesen.

Gutachten zum Antrag auf tiefenpsychologisch fundierte Psychotherapie

Diagnose

Bei Belastungen hohe psychosomatische Reagibilität. Einbrüche in der Ich-Kompetenz bei plötzlichen Konflikten. Starke Selbstwertzweifel, Panikattacken bei voll erhaltender beruflicher Leistungsfähigkeit. Angst vor heftigen Eifersuchtsattacken und Neid.

Symptomatik

Extreme Selbstwertschwankungen; psychosomatische Anfälligkeit, die mit Problemen der Ichkapazität und der Ichgrenzen verbunden ist. (Notwendig: Stärkung der Konfliktfähigkeit, die vor allem durch Eifersucht und Wutanfälle im Nahbereich bedroht ist, trotz häufiger Wendung gegen die eigene Person.) Erschöpfungszustände.
Die Symptome bestehen zum Teil seit längerer Zeit, sind seit der Uterus-Exstirpation intermittierend verstärkt.

Psychischer Befund

Sie klagt über Magenprobleme, Erschöpfung, hohe Stimmungslabilität, Rückenschmerzen und Phasen tiefer Niedergeschlagenheit und Krebsangst, da alle Frauen in der Familie an Krebs gestorben sind.

Fokaler Konflikt

Es sind zwei Konflikte zu erkennen: die Spaltung zwischen der hoch kompetenten, bewunderten und erfolgreichen erwachsenen und der verborgenen, verängstigten, sie beschämenden Person, deren Management eine hohe Gegenbesetzungsenergie verbraucht (permanente Erschöpfung). Der verborgene Teil ist hochgradig ungeborgen, sehnt sich nach heilender Regression, die sie gleichzeitig fürchtet, weil sie sie in die Nähe einer fast säuglingshaften Ausgesetztheit bringen könnte. Sie war Frühgeburt, unwillkommen.
Der zweite Konflikt ist ein ständig drohendes Eifersuchtsdrama auf Grund der extremen traumatischen, von der Mutter geschürten Eifersucht auf ihre jüngere Schwester. Dieser Konflikt lebt in ihr wie ein unberechenbarer Sprengstoff, der auch in den bisherigen Therapien selten eine Rolle spielt bzw. weit gehend verdrängt wurde. »Wenn ich nur nicht das widerliche Gefühl hätte, aus zwei Wesen zu bestehen« oder »ein kohärentes Selbst war mir fremd«. Dieser Konflikt ist nicht an die Ausgangspersonen gebunden, sondern hat sich generalisiert. Sie hat sich, als ihr erster Analytiker einmal von seinem Sohn sprach, innerlich über längere Zeit aus der Analyse zurückgezogen, ohne den Konflikt auch nur zu benennen. Für die Mutter war sie eine Persona non grata, die angeblich ihre Ehe zerstörte, während die jüngere Schwester vergöttert wurde. Gelegentlich fiel es mir schwer, an die lebenslänglichen Perfidien der Mutter zu glauben, aber dann konnte ich nicht mehr annehmen, dass alles erfunden sei. Als ob die Patientin gespürt hätte, dass gelegentlich Zweifel an dieser bei der Geburt der Patientin nahezu psychotischen Mutter aufkämen, fragt sie immer wieder zweifelnd oder drängend, ob ich ihr glaube. Ihre Kindheit ist überschattet von vergeblichem Werben um Mutter und Schwester und den aus diesem Dauerzustand folgenden psycho-

somatischen Erkrankungen. Bleibend ist auch die tiefe Sehnsucht nach »früher Ruhe« und einem Nachlassen der Dauerspannung zwischen den beiden (Haupt-)Anteilen ihrer Persönlichkeit.

Anamnese

Die Patientin hatte zwei mehrjährige Behandlungen bei Dr. F. Am Anfang war es hauptsächlich »Überlebenshilfe« und ermöglichte ihr Studium, Examen. Dr. F. schreibt, dass die seelische Erkrankung die Grenzen der Neurose überstieg. Nach mehrjähriger Pause noch einmal 160 Stunden genehmigt, davon verbraucht 150, als sie, im Einverständnis mit Herrn Dr. F. bei mir auftauchte.
Sie spricht mit großer Dankbarkeit von ihm, und auch ich denke, dass Beträchtliches geleistet wurde.
Sie ist inzwischen glücklich verheiratet, aber die Tatsache, dass ihr Mann ein Kind aus einer ersten Verbindung in die neue Ehe brachte, führte sie immer wieder an die Grenze ihrer seelischen Leistungsfähigkeit. Sie konnte glückliche Väterlichkeit nicht ertragen, wurde extrem eifersüchtig und jähzornig.
Ihr eigener Vater war meist unterwegs, geschäftlich oder bei seiner Freundin, war ohne Grenzen, bindend und wieder verschwindend, punktuell verwöhnend, bot aber keinen Schutz vor der übergriffig-bösen Mutter.
Als, wie bereits erwähnt, der Therapeut einmal offensichtlich liebevoll von seinem Sohn sprach, stieg sie emotional für längere Zeit aus der Analyse aus, ohne über den Konflikt zu sprechen. Sie erlebt dies selbst als krankhaft, weiß aber bis jetzt kaum einen Rat. Zugrunde liegt eine extreme Ungeborgenheit, die ihr keinen Fundus von Eigenliebe geben konnte. Zum Teil hat sie die 2 Analysen auch nach Leistungsgesichtspunkten absolviert: Sie weiß unendlich viel über sich, überschüttet mich auch mit mündlichen und schriftlichen Berichten sowie Prosagedichten über ihr ohne Zweifel beträchtliches Elend, von dem sie auch mit oft tonloser Stimme spricht.

Psychischer Befund / Psychodynamik

Ich musste es einige Wochen offen lassen, ob und wann ich einen Platz hätte. Dieses Warten scheint, nach dem Erstinterview, eine Qual gewesen zu sein, es hatte etwas mit einem elementaren Warten auf ein Ankommen unter heilsamen Umständen zu tun. Als ich dann einen einstündigen Termin anbieten kann, wird sie von Ängsten heimgesucht, ich könne sie jederzeit, nach jeder neuen Wendung ihrer Neurose, angewidert wieder wegschicken. Sie schwankt zwischen hoher Arbeitsmoral in den Stunden, die für mich auch anstrengend sind, und einer sichtbaren Sehnsucht nach Ruhe, Angenommensein, Geborgenheit, und zwar in der für sie zunächst ängstigenden frühkindlichen Form.

Der emotionale Kontakt in den probatorischen Sitzungen ist gut, wenn auch schwankend durch ihre extremen Zweifel am Selbstwert, die sie mit hoher Wucht in die anfängliche Übertragung einbringt. Krankheits- und Einsichtsfähigkeit sind fast im Übermaß vorhanden, ebenso die Motivation zur Therapie.

Die Abwehrmechanismen: Leistung, Intellektualisierung, Wendung gegen die eigene Person, die ich fast als »Selbstvergewaltigung« bezeichnen möchte. Die Persönlichkeitsstruktur ist partiell brüchig, wird aber durch eine hohe Selbstkontrolle zusammengehalten. Bewusstseinsstörungen liegen nicht vor, suizidale Fantasien haben Trost- oder Zufluchtscharakter, sind aber recht handlungsfern.

Behandlungsplan

Angesichts der umfangreichen Vorbehandlung scheint es mir möglich, mit tiefenpsychologisch fundierter Therapie auszukommen, ich möchte es jedenfalls versuchen. Das Wichtigste scheint mir die Erlaubnis zur Regression auf frühe Ebenen, wo es sich, ohne viel Verbalisierung, um das Willkommen-Sein auf der Welt handelt, als Kraftquelle für Trauer wie für die weiteren Stadien und Konflikte. Wir haben ein Arrangement gefunden, das diesem frühen Defekt unterhalb der Konfliktschwelle entgegenkommt: Da sie sich auf der Couch (wohin sie wegen der immensen Erschöpfung strebte), wenn sie mich

nicht sah, angstvoll verloren fühlte, setzte ich mich neben die Couch, sodass sie mich anschauen kann. Sie kann dann weinen und trauern über nie Gehabtes, gleichzeitig mein Gesicht aufnehmen als Alternative zum Zustand einer von Feindseligkeit umgebenen Frühgeburt. Wichtig ist natürlich, wie dieses Sich-Vergewissern im Lauf der Zeit symbolisiert werden kann. Auf dieser Basis dürfte sich dann die bereits antherapierte ödipale Thematik leichter bewältigen lassen.
(50 Stunden genehmigt)

Bericht zum Fortführungsantrag, wichtige Ergänzungen

Die anfängliche Skepsis gegenüber dem von der Patientin gewählten oder mitgebrachten Setting: zwei Therapeuten, ist ein Gefühl für Kooperation gewichen: Sie fährt alle paar Wochen für ein paar Sitzungen zu einem psychotherapeutischen Gruppentreffen, in dem Familienaufstellungen angeboten werden. Der Therapeut ist in der Vaterrolle, ich selbst eher in der bedrohlichen Mutterrolle; das heißt im Augenblick herrscht eine gewisse Übertragungsspaltung, die aber irgendwann zusammengeführt werden muss. Es wäre aber nicht förderlich, zur Zeit mit einem einengenden Verbot zu arbeiten.
In der Mutterübertragung spielt sich die Angst ab, dass die Mutter ihr die Beziehung zum entfernten Vater nicht gönnen und zerstören würde. Sie ist deshalb dankbar erstaunt, wenn ich interessiert frage, was die erneute Begegnung mit dem fernen Therapeuten und seiner Methode ihr bedeute.
In ihren realen Leben verringert sich die traumatische Bedeutung von Eifersucht. Diese sah anfangs so aus, dass sie mit Erstarrung und Hass reagierte, wenn sie eine andere Patientin aus meinem Zimmer kommen sah, dessen Tür sie beobachtet hatte. Ich fühlte mich entsprechend beobachtet. Sie löste es jetzt so, dass sie die Beobachtung aufgeben kann und einen anderen Blickwinkel im Wartezimmer wählt. Probeweise spielt sie gelegentlich selbst auf meinen Sohn an, und es wird deutlich, dass sich ihr Toleranzspielraum sehr vergrößert hat.

Das Eifersuchtsdrama mit ihrer Schwester hat sich insofern verringert, als sie diese erst in ihrem Heimatort besuchte und es in diesem Jahr mit Erfolg fertig brachte, die Schwester mit ihren Kindern für zwei Wochen einzuladen. Stolz erzählt sie von dem Glück, die Schwester ohne die zerstörerische Macht der Mutter wiedergefunden zu haben. Entsprechend haben sich auch die Eifersuchtsattacken gegen ihren Mann und dessen Sohn verringert.

Ergänzungen zur Psychodynamik

Anstrengend zu bearbeiten sind zwei Punkte: Sie kann gelegentlich vollkommen überzeugt sein, dass ich mich vor ihr ekle und eigentlich lossein möchte. Das gute Arbeitsbündnis erlaubt es, relativ rasch die Mutterübertragung anzusprechen, für die sie das »Satansgeschenk« war, dem sie die Zerstörung der Ehe anlastete. Inzwischen glaube ich ihr die perfiden Attacken der Mutter, diese scheint ein Projektionsperson für all das unverarbeitete Böse in ihr gebraucht zu haben, bei gleichzeitiger Idealisierung und Verwöhnung der Schwester.
Der zweite Punkt ist die häufig vorkommende seelische Erstarrung, bei der sie mit künstlicher und galoppierender Stimme ihre Klagen vorbringt, mich intensiv beschäftigt bei gleichzeitiger fast abwesender Beziehung. Ruhige und eigene, dann aber kindliche Stimme findet sie, wenn ich ihre Hand halte und sie dann auch ruhig weinen kann. Es bricht dann eine so tiefe Heimatlosigkeit und Ungeborgenheit aus, dass ich sehr ergriffen bin, mich aber gleichzeitig über diese Anteile eines wahren Selbst freuen kann. Hilfreich ist auch, dass wir die Stunden auf Kassetten aufnehmen und sie sie zuhause anhören kann. Manche Dinge, die sie in der Aufregung oder der Erstarrung gar nicht wahrnehmen kann, erschließen sich ihr dann in der Ruhe zu Hause.

Bisheriger Therapieverlauf

Um einen groben Vergleich zu wählen: Die Therapie kommt mir vor wie die allmähliche Rückgewöhnung eines traumatisierten Hundes

an einen Menschen. Sie ist selbst bestürzt, wieviel sie in den zurückliegenden 800 Stunden Analyse nicht hat mitteilen und durcharbeiten können. Die Analyse, samt vorausgegangener Therapie, war haltgebend, hoffnungserhaltend, doch ohne den Mut zum Eintreten in die bedrohliche Mutterübertragung. Ohne die Zusammenarbeit mit Herrn Dr. F. in dem familientherapeutischen Institut wäre dies wohl auch nicht in dem inzwischen glückenden Maße möglich gewesen.
Die Patientin wünschte sich, dass die beiden Therapeuten Kontakt miteinander aufnehmen, aber dies scheint ein Übertragungswunsch: die beiden Eltern sollen real wieder versöhnt sein, sodass wir davon Abstand nehmen.
Der Vorrat an bisher Ungesagtem scheint noch immer groß, es gab Andeutungen einer gewissen Suchtkarriere, die sie unter Kontrolle gebracht zu haben scheint, aber für die sie sich enorm schämt. Die misstrauische Mutterübertragung wächst ins Uferlose, wenn sie davon berichtet, und ebenso die Angst, fallengelassen zu werden.

Ergänzungen zu Diagnose und Therapieplan

Man könnte sagen, das chaotische und zerrissene Seelenleben beruhigt sich langsam, das Agieren in der Außenwelt lässt nach, die Beziehungen zu anderen Menschen werden freundlicher und belastbarer, sodass sie auch allmählich zu einer Kraftquelle werden. Dominant ist aber immer noch das Sich-Verbergen mit vielen ihrer Eigenschaften, verbunden mit der Angst, dass Aufrichtigkeit in die Katastrophe führt. Sie ist bestürzt über das Maß an Spaltung, das ihre lange Analyse durchzogen hat. Ich spreche ihr Mut zu bei den vielen Geständnissen, die ihr jedesmal Pein bereiten, aber doch stattfinden. Die Beschränkung auf tiefenpsychologische Therapie bleibt ein Versuch, da sie schon sehr viel Therapie und Analyse gemacht hat. Die Fortschritte sind ermutigend, aber ich traue mir noch kein endgültiges Urteil zu, ob die 100 Stunden ausreichen werden.
Genehmigt: 30 Stunden.
Die Therapie musste vorzeitig beendet werden, da die Patientin aus familiären Gründen in eine andere Stadt verzog.

16.

Der grausame Gott und die Einsamkeit seiner Dienerin

Antrag auf analytische Therapie

Spontanangaben

Die Patientin rief in aufgelöstem und schüchternem Zustand aus ihrer weit entfernten Stadt an und bat um einen Termin, nachdem sie mein Buch »Gottesvergiftung« gelesen hatte. Sie sei erschüttert, weil so Vieles auf sie zuträfe. Sie stammte aus einem sehr repressiven Pfarrhaus. Als sie zwei Wochen später ankommt, sehe ich eine verquälte junge Frau vor mir, die ich zunächst als eine Studentin einschätze. Es stellt sich aber heraus, dass sie 31 Jahre als ist und in ihrem zweiten Beruf (Erstberuf Krankenschwester) als Krankengymnastin arbeitet. Sie berichtet von ihren schweren depressiven Verstimmungen, den Angstanfällen, die vor allem nachts kommen, wo sie dann aufspringt und durch die Wohnung wandert und sich kaum von ihrem Freund beruhigen lässt. Sie erwacht meist von ihrem Albträumen, in denen sie verfolgt wird.
Dann erzählt sie von ihrem Aufwachsen in dem strengen Pfarrhaus, gerät aber immer wieder ins Stocken, weil sie sich nur unter großen Loyalitätsproblemen den heiklen Familienproblemen nähern kann. Sie fürchtet, dass sie für diesen Verrat bestraft werden könnte. In der Gruppentherapie, an der sie teilnimmt auf eigene Kosten (25 Stunden wurden anfangs von der Kasse bezahlt), hat sie in den bisherigen zwei Jahren noch kaum von ihren wirklichen Problemen, vor allem den religiösen, gesprochen.
Der Vater scheint ein sehr engagierter Diener Gottes zu sein, und es war ihm wohl gelungen, seine Tochter absolut zu identifizieren

mit dem Dienst an der Kirche und der Gemeinde. Sie war jahrelang überaktiv im Gemeindeleben, erhielt aber kaum Lob dafür. Die Mutter stammt aus einer noch viel strengeren Freikirche und tat alles, um dem Pastor den Rücken freizuhalten. Dies scheint fast das Hauptziel des Familienlebens. Die Pubertät war entsprechend unglücklich, wegen der beginnenden Selbstbefriedigung in tiefe Schuldgefühle getaucht.

Lebensgeschichtliche Entwicklung

Die Pfarrersfamilie war einerseits isoliert, andererseits natürlich überschwemmt von den kirchlichen Diensten und Besuchern. Zu jeder Tages- und Abendzeit konnten seelisch oder real notleidende Menschen vor der Tür stehen. Der Vater war dann rührend freundlich und hilfsbereit, während er in der Familie »rücksichtslos« seine Frustration losließ und die Gemeindemitglieder verächtlich beschimpfte. Hieran litt die Patientin besonders, weil ihr die ganze Christlichkeit unterhöhlt schien. Da sie aber der Kirche verpflichtet war, intensivierte sie ihre Leistungen, »um die Kirche zu retten«, auch vor dem Pfarrer, der Alkoholiker mit Angst machenden Herzproblemen war. In der Schule fühlte sie sich als »langweilige Pfarrerstochter« isoliert, trug meistens schwarze Kleidung. Sie leitete den Kinderchor und die Jungschar und andere Gruppenaktivitäten und musizierte in den Gottesdiensten. Nach dem Abitur lernte sie Krankenschwester und konnte sich zum ersten Mal von zu Hause entfernen. Nach einigen Jahren begann sie mit der Ausbildung zur Krankengymnastin, zog in eine andere Stadt und fühlt sich mit heilpädagogischen Kindern wohl, wurde allerdings ab und zu von tiefen Skrupeln gequält, ob sie alles recht gemacht habe, schreckt nachts auf mit der Angst, ob ein Kind durch sie in Gefahr gekommen sei.

Anamnese

Es scheint, dass sich das Kind und die Jugendlich durch die starke Identifikation mit dem Vater (aber auch mit der engagierten Pfarr-

frau) und dem vielfältigen Dienst an und in der Gemeinde noch durch die große Aufgabe stabil halten konnte, wenngleich sich der ältere Bruder oft durch Spott und Sarkasmus sowohl über die Kirchengemeinde (gemeinsam mit dem Vater) wie über die jüngere Schwester hervortat. Für die innere Zerrissenheit zwischen der Fassade nach außen und dem Spott im Innern fand sie nur die Lösung: sich noch tiefer für die Kirche zu engagieren. Der Vater scheint aber auch sehr religiös engagiert gewesen zu sein, litt unter dem Gläubigenschwund und flatterte vor Aufregung vor einer schwierigen Beerdigung.
Erst mit der Pubertät wurde das Leben für die Patientin wirklich zur Qual: mit dem Schrecken über die körperliche Entwicklung und über die süchtig werdende Trost-Onanie, für die sie durch Überfälle und Vergewaltigungen bestraft zu werden fürchtete. Die Schuldgefühle gegenüber Gott wurden unerträglich, die Verdammung schien ihr sicher, und die Beziehung zu Gott wurde ein einziges Flehen, ja Wimmern um Gnade.
Sie lebt mit ihrem langjährigen Freund zwar eine enge Beziehung, hat aber während des Verkehrs massive Entfremdungs- und Depersonalisierungserlebnisse und seit langem keinen Orgasmus mehr, weil sie gelernt hatte, diesen in der Onanie zu unterdrücken, da dann die Sünde nicht so tief war. »Und so ist er halt weggeblieben.«

Psychischer Befund

Der emotionale Kontakt ist gut, wenn auch immer wieder unterbrochen von Misstrauensanfällen, ob ich sie nicht verurteile und angewidert, ja angeekelt nach Hause schicke. Ihr Bericht ist von heftigen Anfällen von Weinen, ja Weinkrämpfen unterbrochen, weil sie dies alles zum ersten Mal in einer Doppelstunde formuliert. Intelligenz und Differenziertheit sind ausgezeichnet, auffällig bleibt nur immer die Differenz zwischen dem realen Alter und ihrem jugendlichen Erscheinen, etwas, das als Dauerspannung imponiert und es unsicher macht, auf welcher Altersebene ich mit ihr kommunizieren soll. Sie weiß aber aus manchen Situationen um diese Differenz, das macht es leichter, auch das junge Mädchen anzusprechen, das in einer verquälten, unvollendeten Pubertät steckengeblieben ist. Krankheitseinsicht ist vorhanden, Motivation fast im Übermaß, was schon ihre Bereitschaft anzeigt, die weite Reise zu unternehmen. Sie möchte nach einer quälenden Enttäuschung mit einem Versuch der Einzeltherapie nicht noch einmal einen Therapeuten in ihrer Gegend suchen, obwohl ich ihr dabei helfen wollte, sondern will ihrer Hoffnung folgen, dass ich sie durch meine eigene in der »Gottesvergiftung« thematisierte Vorgeschichte verstehen kann. Die Abwehr: vor allem Arbeit als Ablenkung; Verdrängung mit massiven Einbrüchen von Konflikt-Überschwemmung; Wendung gegen die eigene Person; Verkehrung ins Gegenteil und einige massive Projektionen, vor allem auf Gott, von dem sie annimmt, dass er sie dauernd beobachtet; keine Wahnsymptomatik und Suizidalität.

Psychodynamik

Ein Teil der Symptomatik ist, neben der Depression als Folge eines Mangels an authentischer Zuneigung, moralischer Strenge und verlorenem lebendigem Selbst, die unerträgliche Differenz zwischen erwachsenen Einsichten und der intellektuellen Aufgeklärtheit einerseits, und kindlichen und pubertären Ängsten andererseits. Sie erlebt sich dabei selbst als »nicht vorzeigbar«, zerrissen, hin und hergeworfen zwischen relativ erwachsener Einsicht und Panikattacken, von denen sie ahnt, dass sie aus infantilen oder adoleszenten Zuständen stammen. Da über kein wichtiges Thema in der Familie gesprochen werden konnte, liegen im Unbewussten die Konflikte weitgehend ungeformt da und bedingen Einbrüche ins Traumleben, in die Sexualität und in die vielfältigen Anlässe zu Panik und endlosen Grübeleien.

Von Glück kann einerseits gesprochen werden, dass sie mit ihrem Freund seit fast zehn Jahren eine stabile Beziehung lebt. Andererseits konfrontiert sie der theologisch versierte Partner mit ihren zum Teil absurden Ängsten, ohne dass dadurch Abhilfe geschaffen wird. Im Gegenteil: Es erhöht ihre Scham, dass sie ihren Einsichten emotional nicht folgen kann. Die Lektüre der »Gottesvergiftung« bewirkte inmitten einer habituell gewordenen Resignation eine Explosion der Hoffnung. Gleichzeitig musste sie mich aber ernsthaft fragen, ob Gott sich an mir nicht gerächt habe, von dem sie sich noch immer penibel beobachtet fühlt. Trotz allem Flehen habe sich in Gott nie eine milde und lebensfreundliche Seite gezeigt. Ich frage dies schon deshalb routinemäßig, weil bei manchen Patienten auch gutartige Gottesfragmente verdrängt worden sind, auf die zurückgegriffen werden kann. Die im Ganzen durchaus tragfähige Beziehung zum Freund bringt es aber auch mit sich, dass sie ständig mit ihrer verqueren Sexualität konfrontiert wird. Sie bezieht einerseits Geborgenheitsgefühle aus der Vereinigung, andererseits zerstören die Fantasien, die Eltern oder Gott schauten missbilligend zu, jede wirkliche Intimität.

Diagnose

Depression mit narzisstischen und zwanghaften Zügen.

Behandlungsplan und Zielsetzung

Die Patientin ist bis jetzt zu sieben Doppelstunden und einer einwöchig-mehrstündigen Therapie da gewesen, was für beide Partner eine Art Probetherapie war. Der Partner hatte sie nach Feiburg begleitet, war aber nicht in die Stunden mitgekommen. Bei unverändertem finanziellem Arrangement könnte sie nur ein Mal im Monat zu einer Doppelstunde kommen, was ihr sehr schmerzlich ist. Falls die Kasse die Stunden übernimmt, ist an eine vierzehntägliche Doppelstunde gedacht, mit Urlaubswochen von ihr, in denen eine tägliche Arbeit möglich ist. Das Paar macht dann Urlaub in der Nähe. Mein Drängen darauf, dass sie sich in ihrer Stadt eine Einzeltherapie bei einer Frau sucht und zu mir eben nur einmal im Monat kommt, verneint sie mir heftigem Kopfschütteln. Sie hat sich nicht festgesaugt, aber festgeklammert, und ich bin mit der Art der Bindung zu Beginn der Arbeit einverstanden.

Prognose

Bei dem intensiven Grad der Mitarbeit (sie arbeitet die Tonkassetten zu Hause noch einmal intensiv durch) ist selbst bei relativ niedriger Frequenz die Prognose günstig, allerdings dürfte zeitlich mit einer verlängerten Dauer zu rechnen sein. Ein unentfaltetes oder verborgenes Selbst wartet sehnlichst darauf, sich zeigen zu können. Eine maligne Grundstörung in ganz früher Zeit kann ausgeschlossen werden. Die Konflikte wie die Defizite dringen in den Bereich der Symbolisierung ein und lassen sich sprachlich fassen.
Ödipale Konflikte liegen auf der Hand, müssen aber noch etwas warten, bis die Ichtoleranz erhöht ist. Die Hauptarbeit liegt auf der Entdeckung und Festigung des Selbst wie einer Stärkung des Ichs, um mit den kommenden Konflikten umgehen zu können.
80 Stunden genehmigt.

17.

Leiden unter der Lebensbilanz

Bericht an den Gutachter zum Erstantrag auf tiefenpsychologische Therapie

Spontanangaben

Die jetzt 74-jährige Patientin kommt schwer atmend die drei Treppen hoch (Asthma) und bedankt sich, dass ich Sie erst einmal anhören will. Sie lebt vier Bahnstunden weit weg, strebt aber auf längere Sicht eventuell eine Übersiedlung nach Freiburg an, wo sie Erkundigungen über die Möglichkeit späteren betreuten Wohnens einholt. Sie glaubt, vor einem »verpfuschten Leben« zu stehen, wobei wichtig ist, dass sie, Kind zweier ehrgeiziger Akademiker, »nur« einen Master in deutscher und englischer Literatur gemacht hat, und dies erst mit 40 Jahren.

Sie hat nicht gleich nach den Studienjahren Examen gemacht (große Versagensangst), sondern warf sich in die Arbeit in der Studentengemeinde, mit quasi-therapeutischen Aufgaben, danach war sie beschäftigt in der Krankenhausseelsorge in der Rolle eines Pfarrdiakons; danach mehrere Semester Weiterstudium in England, vierjährige Ehe in Deutschland, Scheidung »da keine Liebe« da war, sondern das Ersatzziel: Abnabelung vom Elternhaus.

Mit 50 beginnt sie eine mehrjährige Ausbildung in einer differenzierten Körpertherapieform im Ausland, arbeitet dort noch zwei weitere Jahre, und übernimmt dann für einige erfolgreiche Jahre eine übervolle Praxis an ihrem Wohnort. Aber in ihren Augen zählt dies nicht so viel wie eine vollakademische Ausbildung, obwohl sie Erfolg hatte. 1996 übergibt sie, am Rande eines burn-out-Zusammenbruchs, die Praxis auf, was sie später sehr bereute.

Lebensgeschichte und Anamnese

Die Lebensgeschichte ist zum Teil schon im vorhergehenden Abschnitt enthalten, da mich die Patientin in einer Doppelstunde fast überschwemmte mit einem detaillierten Lebensbericht. Sie hatte lange nicht mehr über ihr Leben gesprochen. Die Patientin ist einziges Kind und war einerseits überbehütet, andererseits durch eine »preußisch-strenge und ehrgeizige« Mutter emotional unterversorgt und durch übernommenen Ehrgeiz angetrieben. Sie hat nie die Leistungsstandards der Eltern erreicht und leidet unter der Vorstellung, erst die reale Mutter und später das strenge Mutterintrojekt könne sie deshalb jederzeit verlassen. Dies ist mit Panikattacken und depressiven Phasen verbunden. Die Mutter selbst war depressiv, die Tochter wurde parentifiziert und hatte sich um das Wohlergehen der Mutter zu kümmern, durfte wenig lebensfrohe Initiative entfalten. Sie fragt auch bei mir ständig ängstlich, ob ich sie noch ertragen könne und wohlwollend bleibe.

Sie hat sich selbst den geliebten körpertherapeutischen Beruf weggenommen, als sie in der burn-out-Krise die Praxis definitiv einer von ihr ausgebildeten Freundin übergab, die dann eisern daran festhielt und wenig Dankbarkeit zeigte. Dies führte zu einer ständigen depressiven Gefährdung, was zu einer erheblichen Vereinsamung beitrug. Wir haben inzwischen in einem Rhythmus von 4 Wochen etwa 8 Doppelstunden gearbeitet, die sie selbst bezahlen wollte. Mit »verpfuschtem Leben« meint sie übrigens auch ihre »Patchwork«-Biographie: sehr viele Lebensorte, Freundschaften, Anstellungen, Grundeinstellungen, auch Hilfsangebote. Zu diesem Punkt ist zu sagen, dass ihre Mutter ihr eine in späteren Studienjahren kaum begonnene Psychotherapie zerstört hat: Dies schicke sich nicht für Menschen unserer Kreise! Dafür könne sie sie noch heute hassen. Sie fand dann weniger kompetente Hilfe, aber immerhin väterliche Hilfestellung bei zwei Professoren, die sich um sie kümmerten und auf deren Handeln sie noch immer dankbar zurückblickt. Dies bestätigt wohl auch die Aussage, dass der Vater der warmherzigere und hilfsbereitere Elternteil für sie war, der sie auch in kargen Jahren mit Rat und Geld versorgte.

Eine spätere Gruppentherapie in ihren hohen sechziger Jahren von knapp drei Jahren musste sie zu ihrem Leidwesen aufgeben, weil ihre beginnende Schwerhörigkeit eine verstehende Teilnahme nicht länger erlaubte. Die begleitende Einzeltherapie beim gleichen Therapeuten schildert sie als karg und frustrierend: Der schweigsame Therapeut hinter der Couch erschien ihr unwirklich und unerreichbar, auch vorwurfsvoll, sodass sie emotional verhungerte und abbrach.

Psychische Entwicklung und psychischer Befund

In den letzten Jahren hat ihre Kraft nicht mehr ausgereicht, sich stabile Freundschaften zu schaffen. Sie zog daraus den Schluss, dass sie nicht mehr attraktiv sei, verarbeitete es durch eine Wendung gegen sich selbst.
Dabei ist sie klug und vor allem humorvoll, auch zu charmanter Selbstironie fähig. Aber sie traut sich wenig Initiativen zu und ist scheu bis zur Übersensibilität gegenüber unklaren oder gar gleichgültigen oder auch negativen Gesten von anderen Menschen. Es demütigt sie natürlich, dass sie von den elterlichen Introjekten nicht ganz freigekommen ist und sich wie bei der Identifizierung mit dem Aggressor ständig entwertet. Es tröstet sie aber, dass sie eine wirklich hoch qualifizierte Körpertherapeutin war. Die Schwerhörigkeit, mit der wir so umgehen, dass sie ihren Stuhl sehr nahe an mich heranrückt (natürlich mit der von ihr scheu und wortreich eingeholten Erlaubnis) zerrt ebenfalls an ihrem Selbstwertgefühl.

Anlass zur Psychotherapie

Sie fühlte eine Bilanzdepression in sich aufsteigen. Da fielen ihr einige Bücher von mir in die Hände, Therapieberichte auch mit älteren Patienten, und sie schöpfte noch einmal Hoffnung, dass sie doch verstanden und begleitet werden könnte. Die Hinwendung zu mir über die Bücher hat eine milde Form von Heilsversprechen ausgelöst, erweist sich aber in den Sitzungen als ein Vertauensvorschuss, der ihr erlaubt, Krisen und Unsicherheiten leichter einzugestehen und zu überwinden. Hinzu kam in ihrer Stadt eine große Vereinsamungsangst, ausgelöst durch eine vorübergehende Trübung der Beziehung zu der Freundin, der sie ihre Praxis übergeben hatte. Sie liest mir Entwürfe vor von Briefen, mit denen sie die Gunst der Freundin wieder gewinnen will, obwohl diese sich gar nicht entfernen wollte, aber wenig Zeit für sie hat. Die Panik vor der drohenden Entfernung der Mutter hatte sie im Leben und in der Übertragung noch einmal voll heimgesucht.

Therapieplan

Vorerst muss es bei drei- bis vierwöchigen Doppelstunden bleiben. Sie fängt an, Kraft zu schöpfen nicht nur aus den Stunden, sondern auch durch die Wiederentdeckung ihres ersten Studienortes Freiburg, obwohl sie dort, wie sie sagt, ihre schwierigsten Jahre verbrachte. Die Arbeit an den entwertenden Introjekten geht gut, vor allem spricht sie günstig auf mein Bemühen an, nicht bei jedem Konflikt auf die entstehende Übertragung zu warten, sondern sie direkt zu den Eltern und anderen wichtigen Personen sprechen zu lassen. Eine voll entfaltete negative Übertragung auf mich wäre ihr zu gefährlich, sie braucht mich als gutes Objekt gegen die »Feinde« oder den Umgang mit zu betrauernden guten Objekten. Als ein erfreuliches Ergebnis des ersten Dreivierteljahres kann angesehen werden, dass sie aktiver auf mögliche Freundinnen zugeht, gemeinsame Wanderungen oder Cafébesuche unternimmt, an einem philosophischen Zirkel teilnimmt und sich dort auch zu äußern getraut. Falls die Kasse eine tiefenpsychologische Therapie übernimmt, kommt auch ein zwei- bis dreiwöchiger Rhythmus infrage, nach ihrem Umzug wöchentlich einstündig.
Beantragt zunächst 50 Stunden. Genehmigt

Diagnose

Depressive Grundstruktur mit stetig drohender Selbstentwertung, daraus folgende Kränkbarkeit und Wendung gegen die eigene Person.

Nachwort

Die Patienten, für die ich tiefenpsychologische oder analytische Therapie beantragt habe, bilden einen Querschnitt durch meine Praxis. Sie dürften auch dem Querschnitt in der Praxis vieler Kollegen gleichen, soweit sie sich nicht einer besonderen Klientel zugewandt haben. Sie sind Teil jener in die Millionen gehenden Zahl von Menschen, die sich in Therapie befinden oder Psychotherapie dringend brauchen könnten und den Weg zu Therapeuten noch nicht gefunden haben und vielleicht nie finden werden. Sie sind entweder nicht informiert, schämen und verbergen sich oder werden von ihren Familien, von Freunden oder Kollegen oder Seelsorgern gestützt oder aufgefangen. Sie alle bilden einen Teil dessen, was man, gelegentlich verächtlich, als das Ergebnis der Psychotherapeutisierung unserer Gesellschaft bezeichnet hat.
Viele unserer Patienten sind äußerlich unauffällig, und die meisten legen Wert darauf, dass nicht bekannt wird, dass sie diese Hilfe in Anspruch nehmen. In einigen Subkulturen ist es allerdings auch üblich zu fragen: Zu wem gehst du? Und man tauscht sich aus über den Gang der tiefenpsychologischen Prozesse oder die Qualität und die Eigenarten des Therapeuten.
Andere Patienten sind sichtbar gezeichnet von ihrem Elend, und die Last der Charakterstörung oder die Pein der Symptome springen ins Auge. Für den Therapeuten ist es oft schon der erste Anblick, das Hereinkommen, die Stimme, der Augenausdruck oder erste Gesten, die darüber entscheiden, ob er oder sie sich zur Hilfe aufgerufen fühlt und dem Hilfesuchenden die notwendige Mischung aus Warmherzigkeit und Kompetenz zuwendet. Die notwendige, ausformulierte Diagnose folgt dann meist im Lauf der »probatorischen Sitzungen«, die der Klärung des Krankheitsbildes dienen.
Bei keinem der in diesem Buch diagnostizierten und zur Therapie angenommenen Patienten ist bei mir das Gefühl aufgekommen, sie suchten aus modischen oder nur aus Gründen der »seelischen Fitness« Psychotherapie, ein Verdacht, der gelegentlich geäußert wird und der in den USA vor einigen Jahrzehnten, als Psychoanalyse in manchen Schichten einmal Mode war, vielleicht stimmte. Der Leidensdruck war bei allen hoch, und insofern schien es den Gutachtern

nicht allzu schwer gefallen zu sein, den Anträgen stattzugeben. Auch über ihnen schwebt der Druck zu sparen, aber noch scheinen sie begründete Anträge auf Verlängerung zu befürworten, wenn der therapeutische Prozess, der einen stabilen Zustand erbringen soll, noch nicht zu einem Ende gekommen ist.
Eine Reihe von Untersuchungen zeigt, dass selbst lange Analysen auf die Dauer für das Gesundheitswesen kostensparend sind. Aber natürlich tobt der Streit unter den Schulen, wer in welch kurzer Zeit nachprüfbare Resultate bringt.
Der Gewinn tiefenpsychologischer Therapie liegt nicht zuletzt darin, dass er, über die Symptombeseitigung hinaus, einen Zuwachs an Reifung, ja an entbehrten seelischen Lebens- und Wachstumschancen erbringt. Für den Analytiker ist es freilich immer schmerzlich, wenn dieser Prozess nicht zum Ziel führt, sondern wenn die Therapie gelegentlich nur eine Begleitung im Ertragen von menschlichem Elend bedeutet. Mit solchen Grenzen muss jeder Psychotherapeut rechnen, aber auch Begleitung im seelischen Elend kann etwas tief Humanes in sich tragen.
In meinen ersten analytischen Jahren war ich nicht vorbereitet auf die Wahrnehmung seelischer Spätschäden aus der NS-Zeit. Einigen frühen Patienten bin ich auf bedauerliche Weise nicht gerecht geworden und habe versucht, das Versäumte später durch eine vertiefte Beschäftigung mit dem Thema nachzuholen. Auch in diesem Buch sind Patienten begutachtet, auf denen der Schatten der NS-Zeit lag. Dies führt zu der Frage, die frühere Generationen von Analytikern stärker beschäftigt hat: Wie ist der Zusammenhang von gesellschaftlichen Strukturen und seelischen Erkrankungen?
Meine Patienten haben vorwiegend »Mittelschichtsneurosen«, bei denen ein kausaler Zusammenhang mit eindeutigen gesellschaftlichen Kräften kaum nachzuweisen ist. Desto wuchtiger war die allmählich eintretende Erkenntnis in der gesamten Psychoanalyse, wie groß das Ausmaß der Spätfolgen der NS-Zeit in der zweiten und dritten Generation ist. Diese Erkenntnis hat ganz neue diagnostische Gedanken und Behandlungstechniken nötig gemacht. Meistens konnten sie erst in Zweit- oder Drittanalysen angegangen werden, als das Instrumentarium verfeinert war oder eine neue Generation von Therapeuten sich ans Werk machte.

Bleibende Verdienste haben sich bei der Erforschung und Behandlung von Schäden auf der Seite der Mitläufer- und Täterkinder unter anderen die Analytiker Anita Eckstaedt, Jürgen Müller-Hohagen und Hartmut Radebold erworben. Die Pionierarbeit wurde allerdings von Analytikern geleistet, die sich mit den Holocaust-Opfern und ihren Nachkommen auseinandergesetzt haben.
Die Psychoanalyse ist in Gefahr, als Wissenschaft und als Kulturkritik an den Rand der Gesellschaft zu geraten. Das hängt nicht zuletzt damit zusammen, dass sie kaum noch plausible Aussagen macht zu gesellschaftlichen Prozessen. Ein Rückzug in den klinischen Reparaturbetrieb wird ihr vorgeworfen, und auch die hier diskutierten »Fälle« ragen über diese Leistung der gesamtgesellschaftlich kaum relevanten Reparatur von Einzelschicksalen schwerlich hinaus. Ein kleiner Verdienst könnte ihnen zukommen als eine Sammlung durchschnittlicher seelischer Störungen in den letzten beiden Jahrzehnten, einschließlich der Bilder einiger älterer Patienten, deren Biographie in die Zeit vor dem zweiten Weltkrieg zurückreicht. Der Analytiker hat es ja nicht nur mit der leidvollen Gegenwart der Patienten zu tun, sondern mit um Jahrzehnte zurückliegenden Vorgängen, die die Neurose bedingt haben. Er braucht zudem ein neues Denken, wenn er »ressourceorientiert« arbeiten will und die zukünftigen Entfaltungsmöglichkeiten des Patienten auf der Basis vorhandener Kräfte im Auge behalten will.
Wenn die hier beschriebenen Patienten ein kleiner Querschnitt durch die heute gängigen Störungen wären, so könnte das Buch ein kleiner Beitrag zu einer Anthropologe des neurotischen Elends in einer Epoche sein, die für viele Menschen eine überwältigende Vielfalt von Ablenkung von seelischen Schmerzen bietet. Deren oberste Möglichkeit präsentiert der breit gestreute Konsum in all seinen Varianten von Waren und Betätigungen. Erst wenn diese Ablenkungen nicht mehr tragen, finden viele Menschen ihren Weg in die Therapie. Auch Psychotherapie könnte, wie bereits angedeutet, zum modischen Konsum werden. Aber da sie kostbar ist, ökonomisch wie seelisch, sind bestimmte Filter ihrer Anwendung über die Kassen vorgeschaltet. Ein Teil dieser sichtbaren Filter ist das Gutachtersystem, das sich im Ganzen bewährt zu haben scheint, und das den Therapeuten wie den Gutachter zwingt, sich diese »Verabreichung« von Therapie genau

zu überlegen, auch daraufhin, wie Kompetenz und seelisches Potenzial des Therapeuten am Sinnvollsten anzuwenden sind.

Ausgewählte Publikationen von Tilmann Moser

Lehrjahre auf der Couch. Suhrkamp, Frankfurt a. M. (1976)

Grammatik der Gefühle. Suhrkamp, Frankfurt a. M. (1979)

Gottesvergiftung. Suhrkamp, Frankfurt a. M. (1980)

Kompaß der Seele. Suhrkamp, Frankfurt a. M. (1986)

Das erste Jahr. Suhrkamp, Frankfurt a. M. (1986)

Körpertherapeutische Phantasien. Suhrkamp, Frankfurt a. M. (1989)

Politik und seelischer Untergrund. Suhrkamp, Frankfurt a. M. (1993)

Literaturkritik als Hexenjagd. Piper, München (1994)

Dämonische Figuren. Suhrkamp, Frankfurt a. M. (1997)

Berührung auf der Couch. Suhrkamp, Frankfurt a. M. (2001)

Familienkrieg. Suhrkamp, Frankfurt a. M. (2002)

Dabei war ich doch sein liebstes Kind. Kösel, München (2002)

Stufen der Nähe. Suhrkamp, Frankfurt a. M. (2005)

Zusammen mit Albert Pesso:
Strukturen des Unbewußten. Suhrkamp, Frankfurt a. M. (2002)

Rudolf Lachauer:

Der Fokus in der Psychotherapie

Fokalsätze und ihre Anwendung in Kurztherapie und anderen Formen analytischer Psychotherapie

256 Seiten, broschiert, ISBN 3-608-89674-0

Leben lernen 82

Die Erarbeitung einer Hypothese über die zentrale unbewußte Dynamik im Erleben eines Patienten steht im Mittelpunkt dieses Buches. Im Erkennen und Benennen der zentralen unbewußten Dynamik liegt ein wichtiger Teil psychotherapeutischer Kunst, denn durch die Hypothesenbildung erhält der Therapeut eine innere Orientierungshilfe bei seiner Deutungsarbeit. Schritt für Schritt wird die Bildung eines Fokalsatzes eingeübt.

Thomas Bronisch / Martin Bohus / Luise Reddemann / Matthias Dose / Christine Unkel:

Krisenintervention bei Persönlichkeitsstörungen

Therapeutische Hilfe bei Suizidalität, Selbstschädigung, Impulsivität, Angst und Dissoziation

217 Seiten, broschiert, ISBN 3-608-89688-0

Leben lernen 137

Suizidalität, selbst- und fremdschädigendes Verhalten sowie Panikattacken und dissoziative Störungen können die Folge sein, wenn Menschen mit Persönlichkeitsstörungen in akute Lebenskrisen geraten. Die Autoren vermitteln Techniken einer kompetenten Krisenintervention, spezifisch abgestimmt auf die verschiedenen Äußerungsformen.

pfeiffer
bei Klett-Cotta